オガトレの超・超・超かたい体が
柔らかくなる30秒ストレッチ

# 只要30秒，超・超・超僵硬的身體都能放鬆

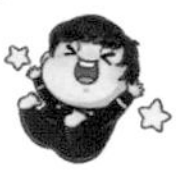

## 日本知名物理治療師的神奇伸展操

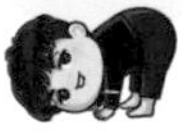

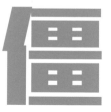

OGATORE——著
蔡麗蓉——譯

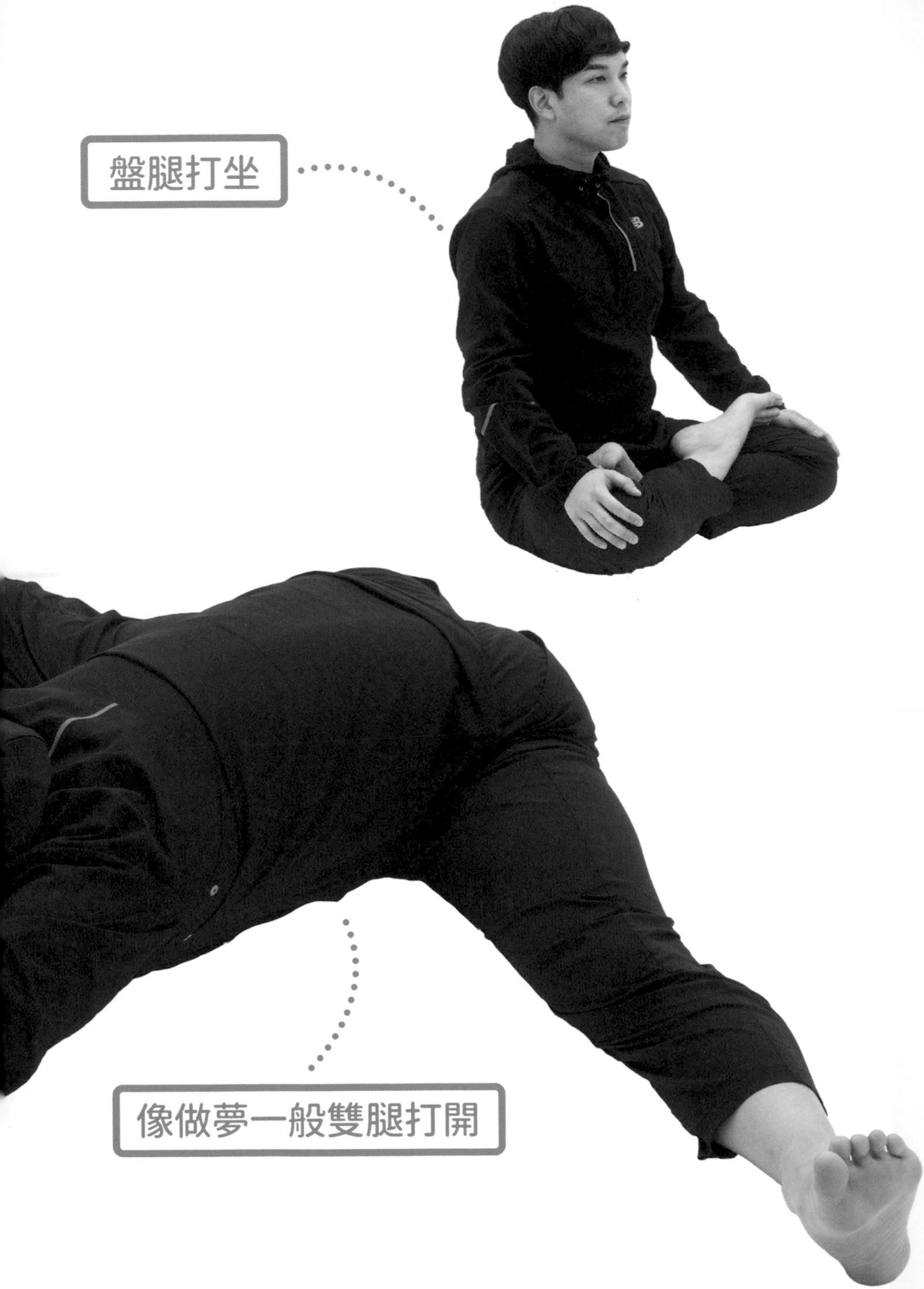
盤腿打坐
像做夢一般雙腿打開

# 超超超 僵硬的你 也能做出這些姿勢！

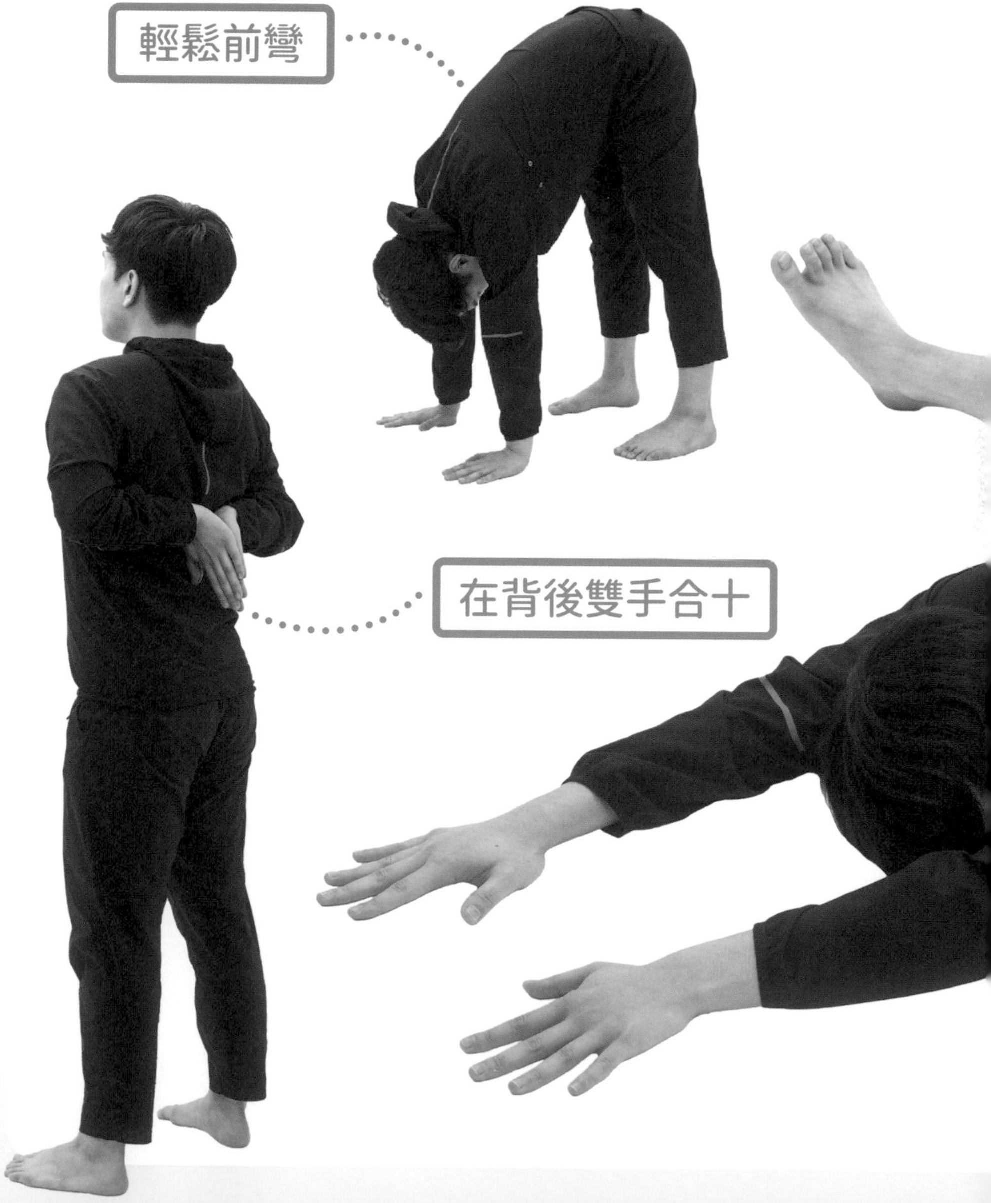

前言

# 專為身體超僵硬的人量身打造的柔軟操

大家，我是 OGATORE。

我是名物理治療師，同時也是專門介紹伸展操的 YouTuber。

如今市面上，充斥著許多伸展操的相關資訊。許多人透過書籍、部落格以及 YouTuber 等方式，分享五花八門的訊息。我覺得這真是一件非常可取的事情。

只不過，仔細閱覽這些資訊之後，我經常在想，「對於身體真的很僵硬的人來說，這些動作根本做不到吧……？」

比方說要人「先坐下來，並且雙腿伸直（參閱第14頁）……」，卻沒顧慮到有些人的腿根本伸不直……。

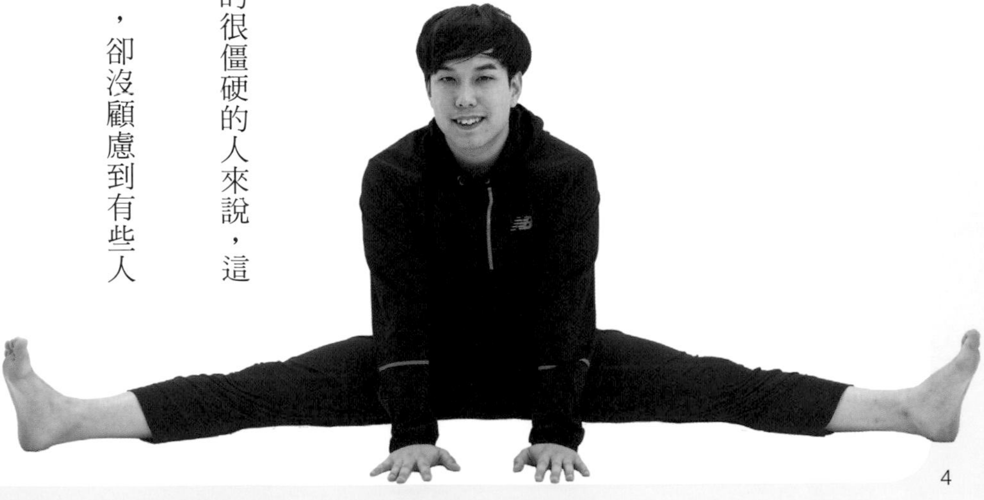

又譬如要人「右腿往側邊伸直……」，但是有的人說不定連往前伸直都做不到……。諸多例子屢見不鮮。

在資訊爆炸的情況下，我開始每天用心地為身體真正僵硬的人製作影片，持續公開到 YouTube 上。

好笑的是，我自己本來也是身體非常僵硬的那種人。站著的時候手完全碰不著地，根本沒辦法雙腿伸直坐下來。只要一開腿就會抽筋，坐在椅子上還會駝背。

但是自從我開始每天做伸展操之後，不但可以180度劈腿，就連姿勢也變好了。只是一偷懶又會打回原形……笑。

因為我也是這種人，所以非常清楚身體真正僵硬的人心裡在想什麼，還有在意哪些地方。正因為瞭若指掌，所以我想幫助身體僵硬的人，拯救大家脫離苦海。

事實上在我的 YouTube 影片當中，專為「身體超硬的人」介紹的伸展操是我極為重視的系列，也是我最想傳達給大家的重點。

慶幸的是，因為獲得廣大回響，才得以奠定「日本最佳伸展操專業頻道」的地位。

每次看到觀眾傳來的訊息，我都十分驚訝，沒想到竟然有這麼多人因為身體僵硬的問題坐困愁城。

「一看就懂。」

「獨一無二的頻道！」

「有條有理，非常棒！」

「解說時為觀眾設想周道。」

「現在我能開腿也能前彎了！」

族繁不及備載……，我收到了許多感謝的訊息，尤其有非常多以前做不到開腿、前彎等動作的人，紛紛向我致上謝意，回響十分熱烈。

為了不讓這些人失望，我心中那股「想幫助身體超硬的人」的使命愈發強烈，才會不停上傳影片。

身體一旦僵硬，也會增加受傷頻率、出現各種身體不適。老是在打電腦或滑手機的人，姿勢更是會變得愈來愈差。

想讓身體變柔軟，建議大家第一步就要從每天做伸展操開始。你自己就能改善自己的體質，而且當身體逐漸起變化後，整個人也會愈來愈輕盈。

你可以讓每天的生活及樂趣，往上提升一個層次，變得更快樂。
本書集結了我身為姿勢專家和物理治療師的所學知識，提出讓人進一步親身感受到效果的伸展操。
在特別容易變硬的部位，也就是「髖關節」、「肩胛骨」、「足部關節」這三處，將分成「超硬」、「超超硬」、「超超超硬」這三種等級的伸展操，讓大家可以依照自己身體的僵硬度來挑戰。
試著去做過之後……，不管你的身體有多僵硬，雙腿完全打開也不再是痴人說夢！
想不想讓硬梆梆的身體變柔軟呢？
現在就和我一起來挑戰看看吧！

物理治療師　伸展操 YouTuber　OGATORE

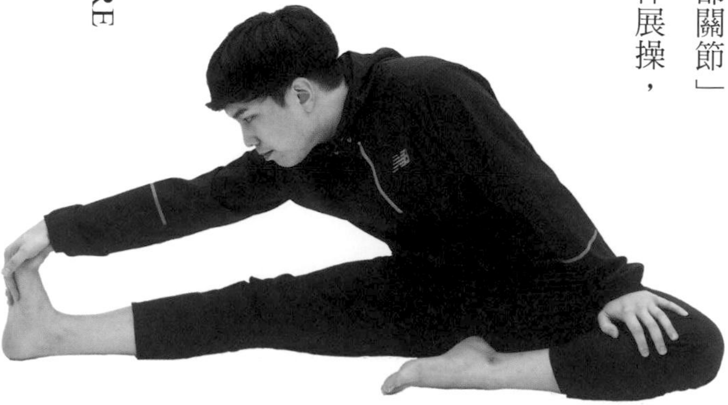

# 剪片剪到身體僵硬的 YouTuber 豎起大拇指說讚！

URL https://www.youtube.com/channel/UCbVQGCsMcqC3q7OtX8iXy9Q

**髖關節與臀部硬到不行的我，做夢也沒想到，有一天居然能夠完全打開雙腿!!**

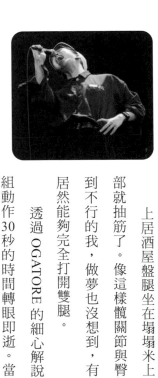

上居酒屋盤腿坐在塌塌米上，臀部就抽筋了。像這樣髖關節與臀部硬到不行的我，做夢也沒想到，有一天居然能夠完全打開雙腿。

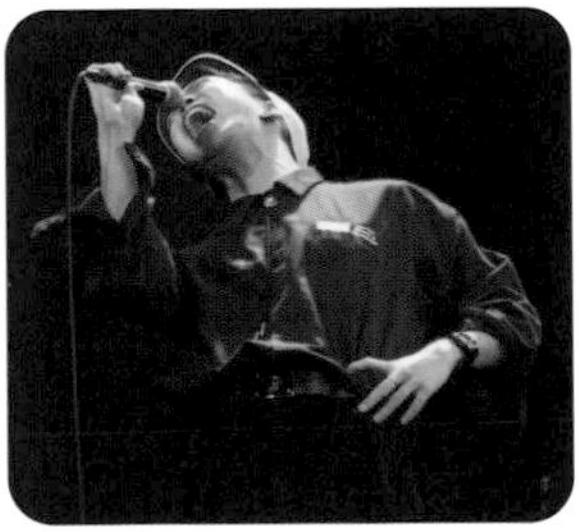

透過 OGATORE 的細心解說，一組動作30秒的時間轉眼即逝。當我持續做這套伸展操一週之後……，沒想到以前完全無法彎曲的上半身，竟然可以輕鬆前彎了。

身為 YouTuber，在電腦前一待超過八小時的情形稀鬆平常，不過現在要維持良好姿勢不再是難事了。

# 身體非～常僵硬的SHIRASUTA先生的 1週挑戰紀錄！

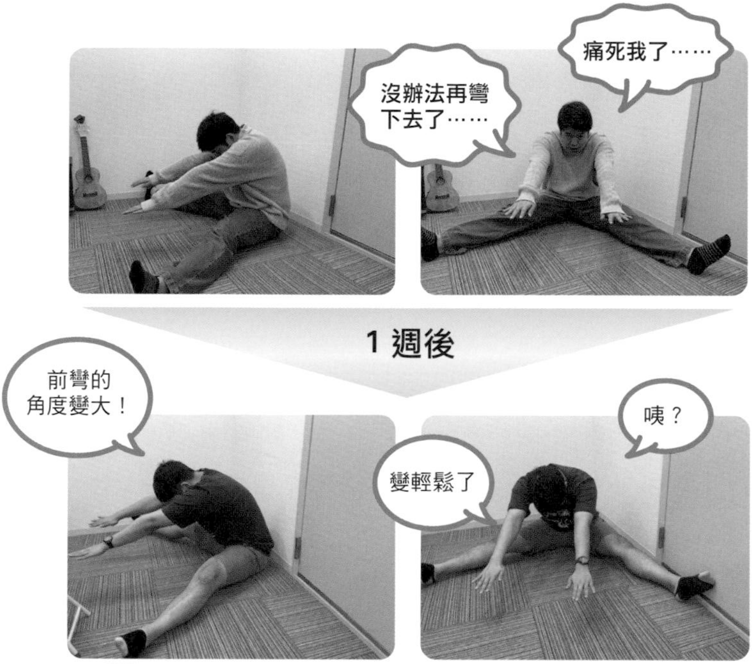


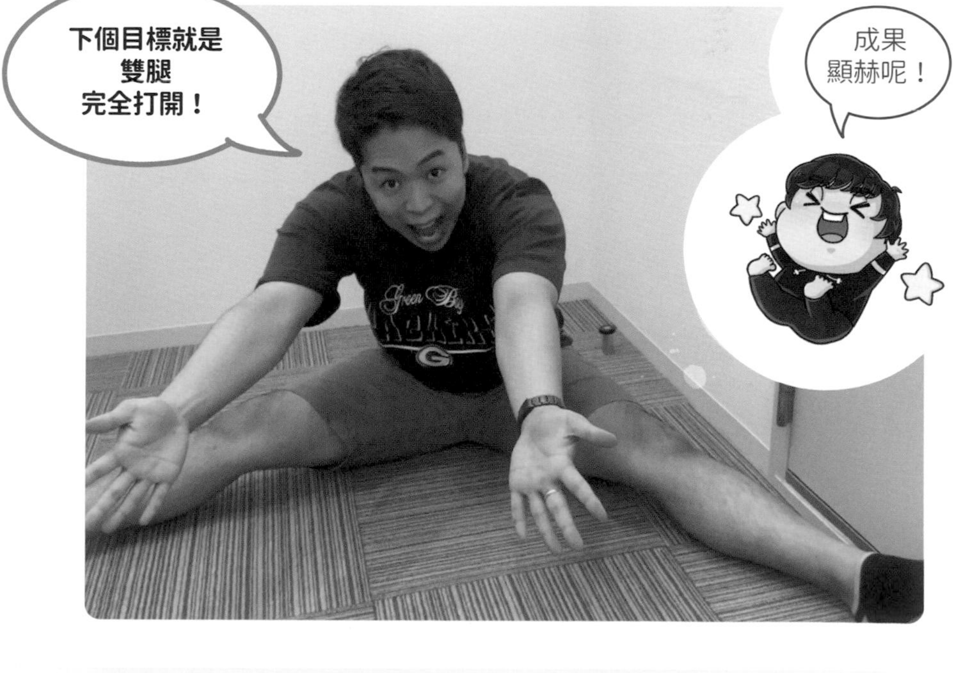

## ★【性教育 YouTuber】SHIORINU

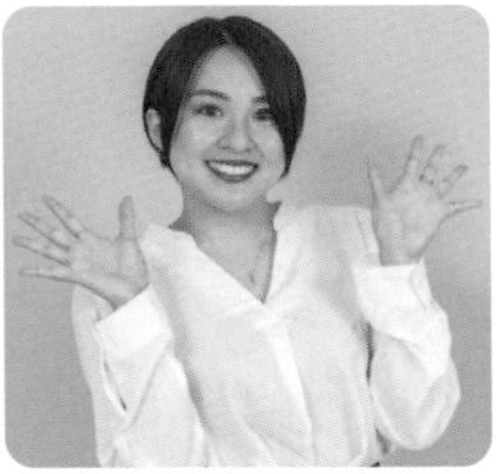

URL https://www.youtube.com/channel/UC4bwpeycg4Nr2wcrV9yC8LQ

**因虛寒體質總是冰冷的雙腿變溫暖。剪片造成的肩膀痠痛也減輕了！**

對我這個身體僵硬到難以置信的人來說，現在每一天都少不了 OGATORE 的影片了。藉由開腿和專治腳踝僵硬的影片，讓我這個虛寒體質，雙腿總是冷冰冰的人，確實感受到從腳底逐漸暖和起來的感覺，放鬆肩胛骨的影片，對於因剪輯所造成的肩膀痠痛現象，也起了很大的緩解作用。

OGATORE 對於影片的高標要求，也激勵了同為創作者的我，他的頻道真的讓我受益良多。今後也請多多指教！

## ★ P 先生

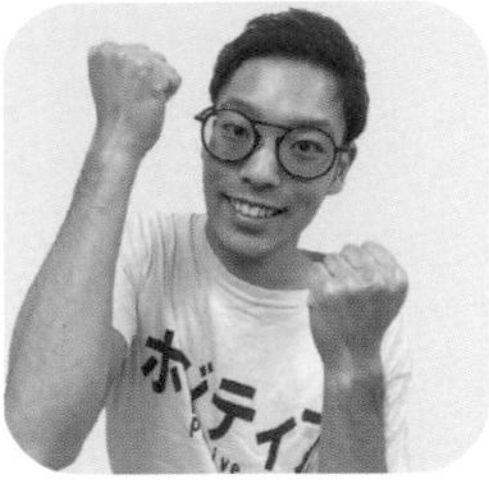

URL http://www.youtube.com/channel/UCrfMc4Xiysx8G800VxJ36vQ

**以前沒靠著牆壁我根本無法兩腿伸直坐下來，現在居然辦得到了！**

我就是那種髖關節很硬的人！

究竟我能不能完成這些伸展操呢？馬上就來試試看！

我一定要靠著牆壁才能兩腿伸直坐下來，不然就會往後倒，所以我嘗試「超超超硬」等級的伸展操。整個過程，透過 OGATORE 淺顯易懂的解說，因此幾10秒鐘的伸展操一轉眼就做完了。如今不用靠牆就能坐下來了！伸展操做起來對身體沒有太大的負擔，我應該可以每天持續下去！

## ★美容整體師川島先生

URL https://www.youtube.com/channel/UCTGEpK4QW14v7C1tPG306Pw

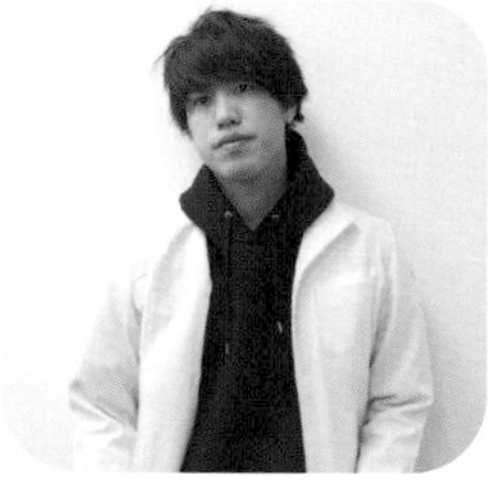

**之前大腿後側肌群完全無法伸直，現在雙手一下子就能前彎碰到地面了！**

我最大的感想，就是OGATORE的伸展操真的一看就懂，而且彙整得條理分明，很容易執行並提醒大家應該將注意力放在哪一處肌肉上。從我這個專家的角度來看，像他這種能將高深知識簡單説明給觀眾理解的物理治療師，實在難能可貴。

以前我的大腿後側肌群，不管怎麼做都伸不直，現在做前彎的動作，雙手一下子就能碰到地面了！在往後日子，我還是會繼續去做OGATORE伸展操！

## ★橋本醫生／內科醫師　橋本將吉

URL https://www.youtube.com/channel/UCsulu2ghMsPVFel5yVcb6aQ

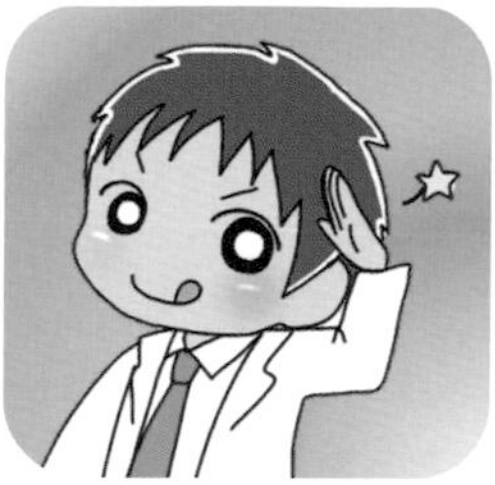

**儘管每天坐著長達12～18小時……這些疲勞自然消失身體也輕快起來！**

那時候是因為下班回家之後，想讓痠痛僵硬的身體放鬆下來，才會開始觀賞OGATORE的影片(^^)/

每次做完OGATORE的伸展操，首先最明顯的感受就是，身體變輕快了!!我每天坐著的時間長達12小時甚至18小時，感覺這些疲勞全都自然而然消失了!!

跟著OGATORE的影片做30秒伸展操的過程中，他會有詳盡解説，一個人也可以輕鬆完成！我想應該可以讓自己養成每天做伸展操的習慣～

## ★ 寺田家TV - TERADA TV

URL https://www.youtube.com/channel/UCl4yBwvm17eA6VzkrGi9ljw

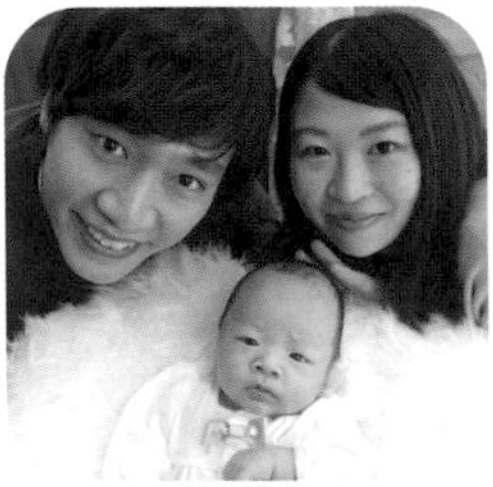

### OGATORE 拯救了哀嚎不停的身體。還讓人內心獲得療癒！

「歡迎光臨寺田家！」我是寺田家TV的祐介。

其實寺田家也是OGATORE的粉絲喔！我一出生就有腦性麻痺，頸部以下完全不能動，每天都要坐在輪椅上生活。尤其雙腿特別僵硬，所以我最推薦的就是髖關節的伸展操系列！

我10幾歲的時候對於殘障這件事感到很害怕，20幾歲才克服了對於殘障的恐懼，來到30幾歲之後，身體開始發出哀嚎。後來OGATORE簡直成了我的救世主。我想好好照顧辛苦的身體，這樣才能守護我的家庭。藉由每天觀賞影片汲取無形的力量，不但身體變輕快了，連內心也獲得療癒。

真的很感謝OGATORE！

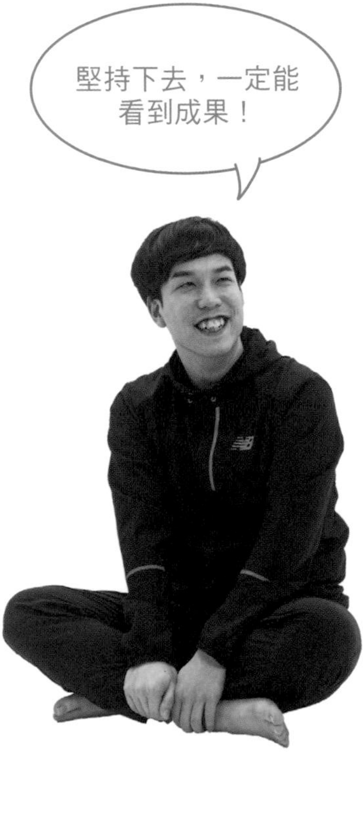

先來試試看！

# 4 個姿勢 CHECK 僵硬度：

## 找出最適合你的伸展操

「雙腿伸直坐下」、「雙腿打開」、「手肘靠攏」、「蹲下」……。

透過上述 4 個姿勢檢查你的僵硬度，就能瞭解自己現在的身體狀態。

不少人檢查後，完全沒想到自己的身體居然會如此僵硬，也有些人很意外自己的柔軟度很高。另外還要提醒大家，透過檢查 4 個姿勢，有些人在開腿的項目可能屬於「超超超硬」等級，但在足部關節卻會是「超硬」等級，並非 4 個姿勢的等級都一樣。所以首先必須正確掌握各部位的僵硬度落在哪個等級才行。

開始進行本書的伸展操之後，請大家每隔 2 ～ 3 週，再利用這個方式重做一次「僵硬度 CHECK」。

CHECK 1

# 雙腿伸直坐下檢查髖關節的僵硬度！

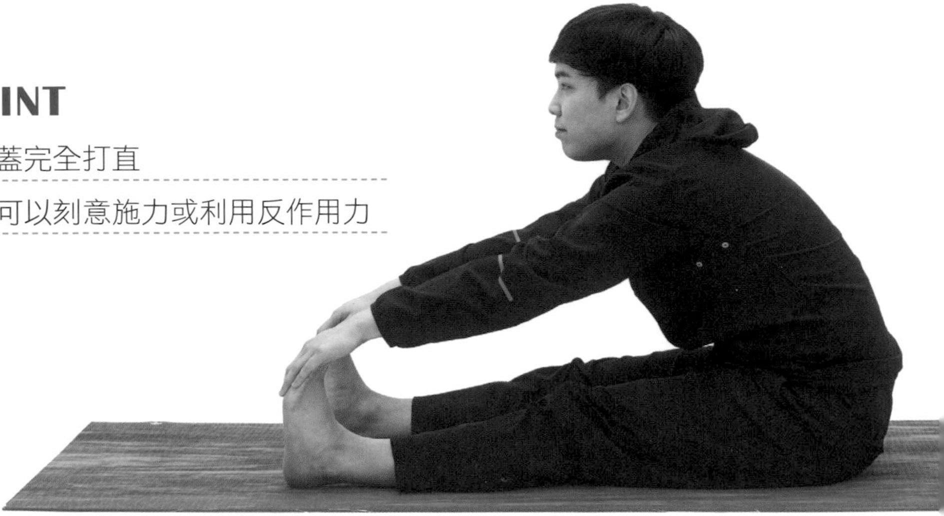

**POINT**

- 膝蓋完全打直
- 不可以刻意施力或利用反作用力

## 理想姿勢：雙手碰到腳尖

**作法**

1. 坐在地上。
2. 雙腿往前伸直。
3. 雙手朝腳尖伸直。

第 1 種檢查方式，就是「雙腿伸直坐下」。這個姿勢看似簡單，卻意外地不容易完成，小時候應該有很多人都曾經在測驗體適能時做過。利用這項檢查就可以大略測出下半身的僵硬度。

**雙腿伸直坐下的好處**

- 解除慢性腰痛
- 預防閃到腰
- 預防肌肉拉傷

## 判定

◀ 手碰到腳踝

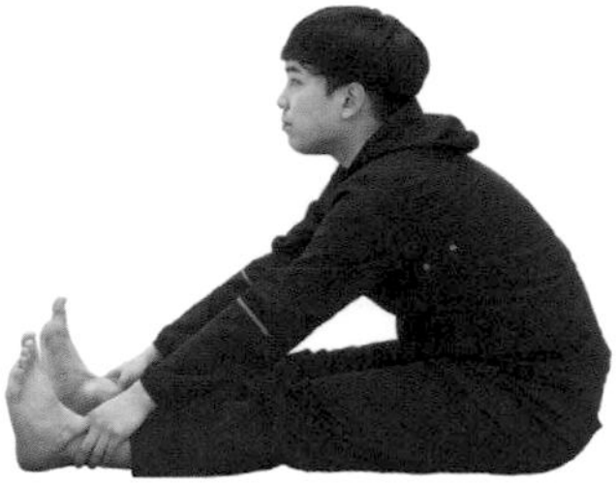

**超**硬

**伸展操01**（P.46）

**伸展操02**（P.48）

**透過伸展操加強訓練**

◀ 勉強能坐著

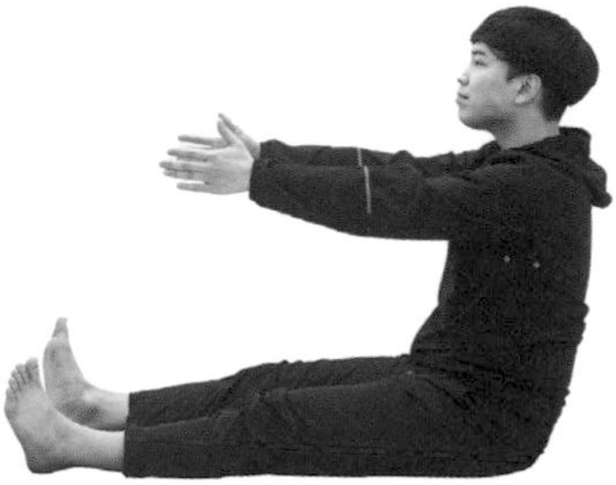

**超超**硬

**伸展操03**（P.50）

**伸展操04**（P.52）

**增加伸展操的強度！**

◀ 一放手就沒辦法坐著

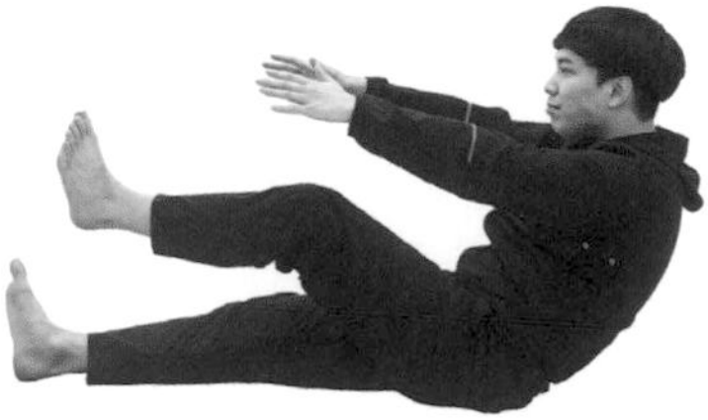

**超超超**硬

**伸展操05**（P.54）

**伸展操06**（P.56）

**利用重力**

無法雙腿伸直坐下的人，代表你的身體真的很僵硬！

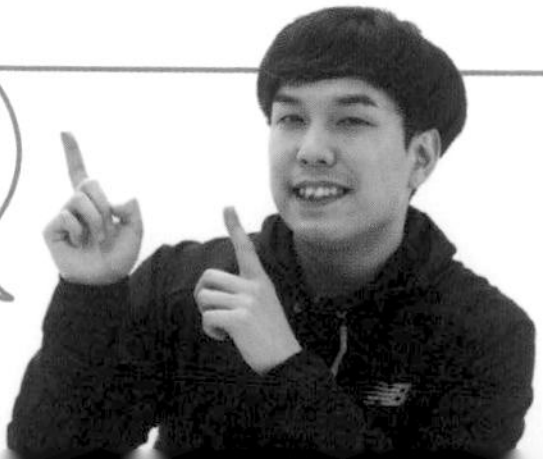

CHECK 2

# 雙腿打開檢查髖關節的僵硬度！

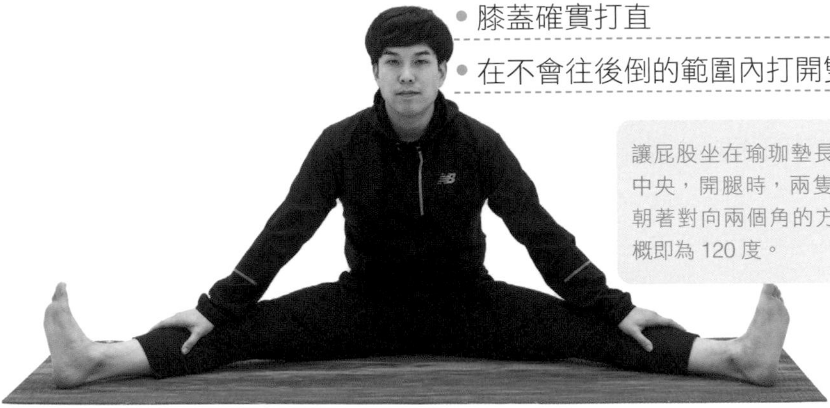

POINT

- 膝蓋確實打直
- 在不會往後倒的範圍內打開雙腿

讓屁股坐在瑜珈墊長邊的正中央，開腿時，兩隻腳若能朝著對向兩個角的方向，大概即為 120 度。

## 理想姿勢：雙腿打開超過 120 度

**作法**

1 坐在地上。

2 雙腿伸直坐下，維持這個姿勢慢慢開腿。

第 2 種檢查方式是「雙腿打開」，困難度超越雙腿伸直坐下。

男性往往比女性更難將雙腿打開，主要是因為髖關節的形狀男女有別。女性的骨盆較淺，可以活動自如的運動範圍較大。至於骨盆的形狀，男性呈倒三角形，女性則是往橫向發展且帶圓弧度，因此較容易打開雙腿。明白男女有別之後，再逐步加大雙腿打開的範圍吧！

**雙腿打開的好處**

- 預防腰痛及膝痛
- 預防下半身水腫
- 預防便秘

## 判定

**未滿 90 ～ 120 度**

以單腳為基準來觀察另一隻腳時，如果沒有位於視線的正側邊即可視為未滿 90 度。

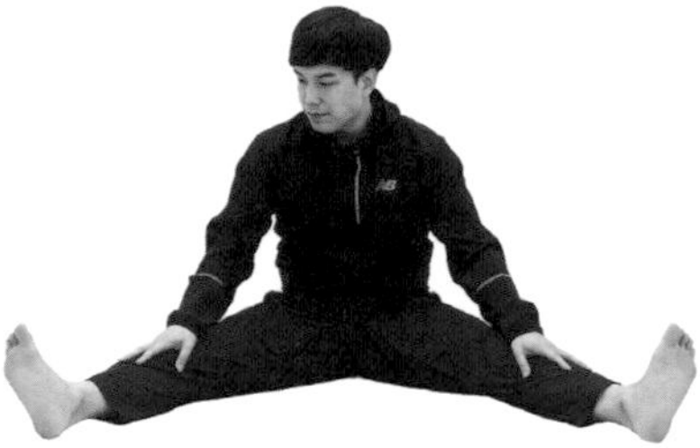

**超**硬

- **伸展操 07**（P.58）
- **伸展操 08**（P.60）
- **伸展操 09**（P.62）
- **伸展操 10**（P.64）

**未滿 60 ～ 90 度**

像泰迪熊一樣的坐姿相當於 60 度。

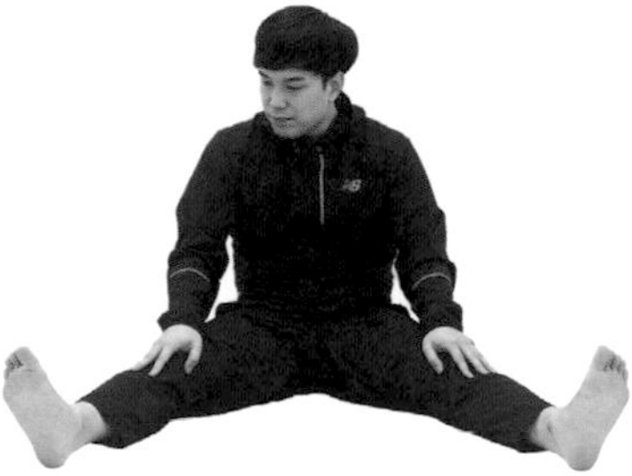

**超超**硬

- **伸展操 11**（P.66）
- **伸展操 12**（P.68）
- **伸展操 13**（P.70）
- **伸展操 14**（P.72）

**未滿 0 ～ 60 度**

完全打不開的人，相當於未滿 60 度。

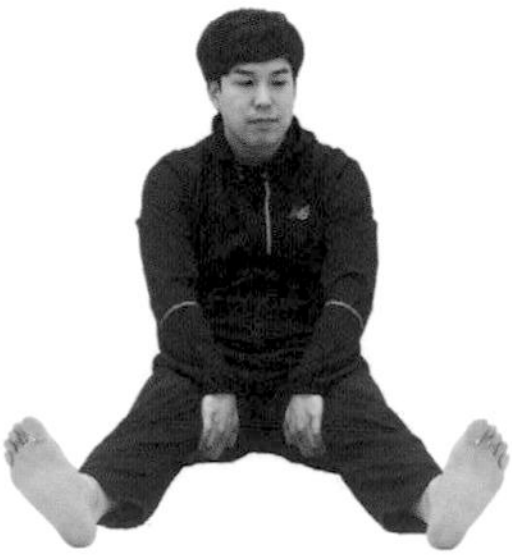

**超超超**硬

- **伸展操 15**（P.74）
- **伸展操 16**（P.76）
- **伸展操 17**（P.78）
- **伸展操 18**（P.80）

想開腿結果卻往後倒的人……
這是因為髖關節太僵硬，主要犯人就是大腿後側肌群，很多人因此無法雙腿伸直坐下來，所以要等雙腿伸直坐下的檢查過關之後，再來挑戰！

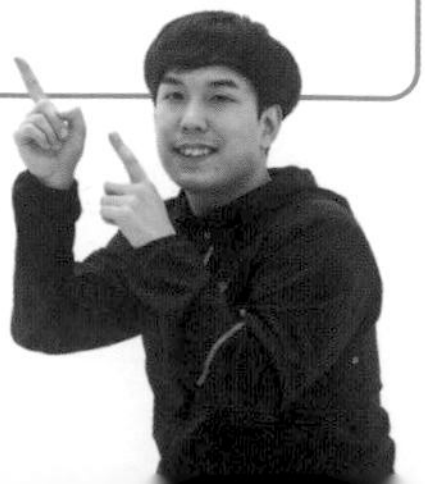

CHECK 3

# 手肘靠攏檢查肩胛骨的僵硬度！

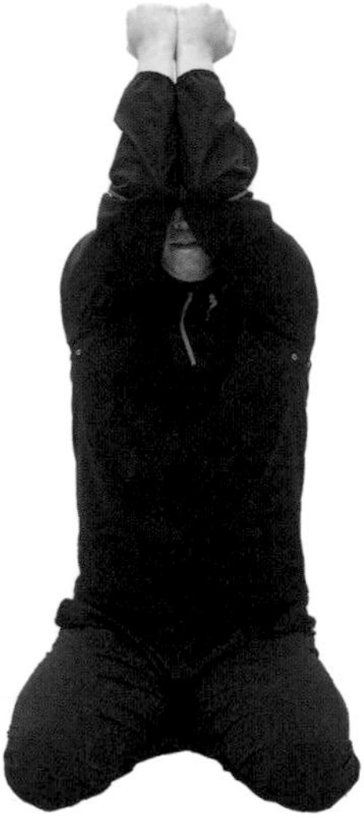

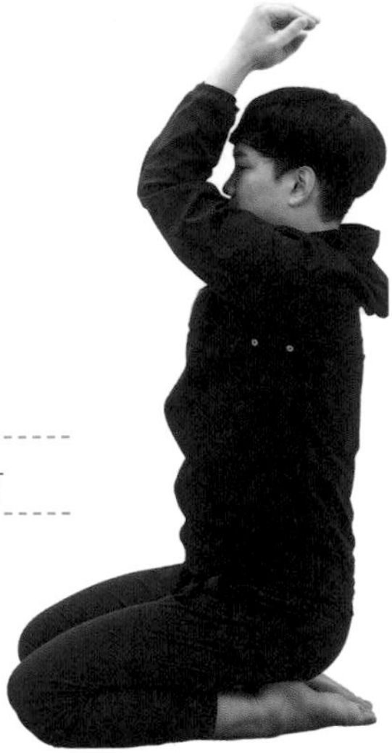

**POINT**

- 骨盆不能前傾
- 臉部不能朝下，須面對正前方

## 理想姿勢：手肘高過鼻子

**作法**

1 跪坐或坐在椅子上後背挺直。（也可以站著做）

2 雙手肘在臉部前方緊靠。

3 直接往上抬高。

肩胛骨一帶僵硬的話，姿勢也會很容易變差。最具代表性的例子，就是駝背以及肩膀內縮，而且這些姿勢也常引發肩膀痠痛或腰痛。尤其是每天坐辦公桌工作或是做家事的人，特別容易僵硬。

這個手肘靠攏的檢查動作，做起來相當吃力。首先必須將手肘靠攏才行，這個動作對於後背僵硬的人困難度很高。

**手肘靠攏的好處**

- 消除駝背
- 預防肩膀痠痛
- 肩膀容易往上抬高

## 判定

### ◀ 手肘可以抬高超過下巴

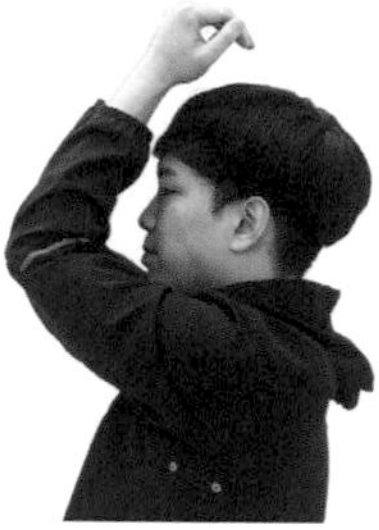

**超**硬

伸展操 19（P.84）
伸展操 20（P.86）
伸展操 21（P.88）

去除肩膀些微僵硬的情形

### ◀ 手肘可以靠攏，但是無法抬高超過下巴

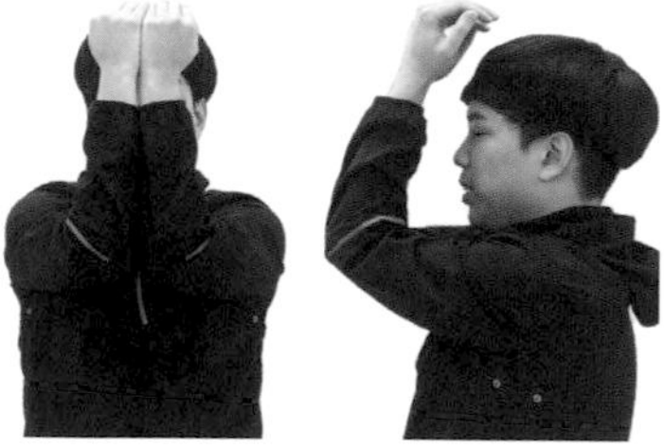

**超超**硬

伸展操 22（P.90）
伸展操 23（P.92）
伸展操 24（P.94）

頸周變輕鬆！

### ◀ 手肘無法靠攏

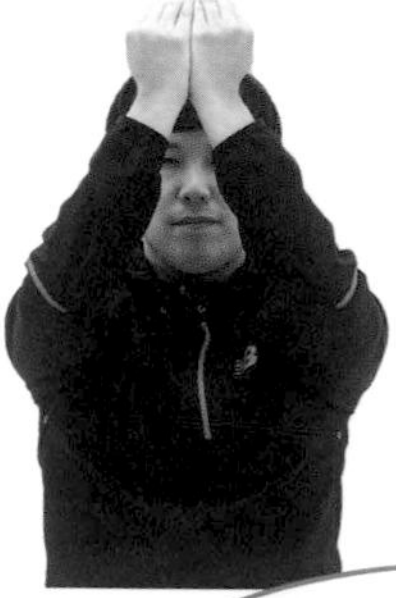

**超超超**硬

伸展操 25（P.96）
伸展操 26（P.98）
伸展操 27（P.100）

讓後背變柔軟

想要預防肩膀痠痛，最重要的就是活動肩胛骨。手肘無法靠攏，原因都是出在背部！

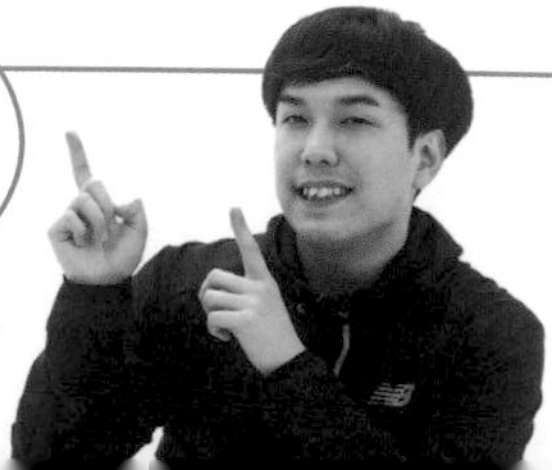

CHECK 4

# 蹲下檢查足部關節的僵硬度！

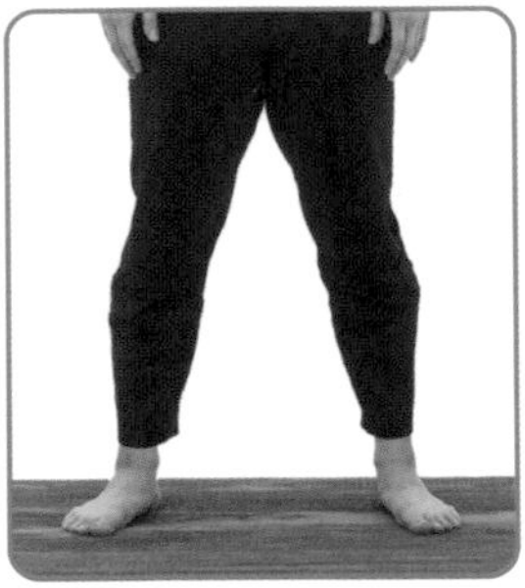

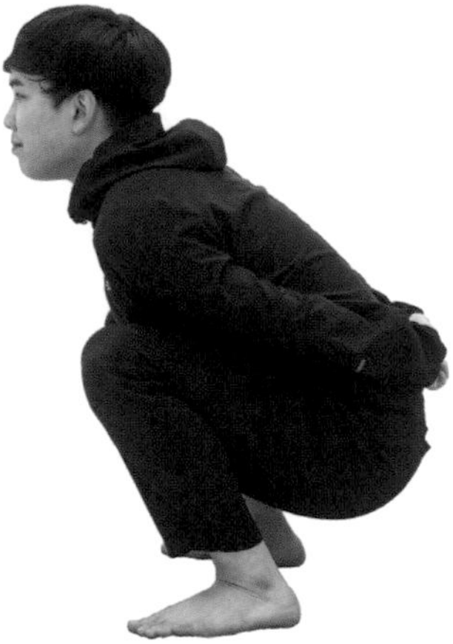

**POINT**

- 雙腿不能內八
- 腳尖不能過度朝外

## 理想姿勢：手放在腰上，腳跟貼地也蹲得下來

**作法**

1. 雙腿打開與肩同寬，腳尖稍微朝外。（大約 1 根手指的距離）
2. 雙手放在腰上，直接蹲下來。

位於腳踝周圍的肌肉，比髖關節及肩關節周圍的肌肉來得小。再加上關節的形狀複雜，所以很多肌肉難以靠伸展操拉開來。

因此，除了做伸展操之外，最重要的是要直接按摩肌肉加以放鬆，或是更專注於肌肉所在位置及形狀再一面伸展。

**蹲得下來的好處**

- 小腿肚不容易抽筋
- 預防下半身水腫
- 預防扭傷

## 判定

◀ 手放在頭上，才能腳跟貼地蹲下來

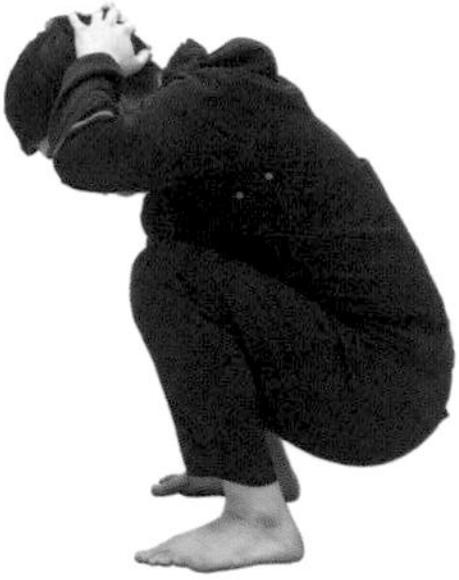

**超**硬

伸展操 28（P.104）
伸展操 29（P.106）
伸展操 30（P.108）

伸展很難伸展開來的地方

◀ 做出向前看齊的姿勢後，才能腳跟貼地蹲下來

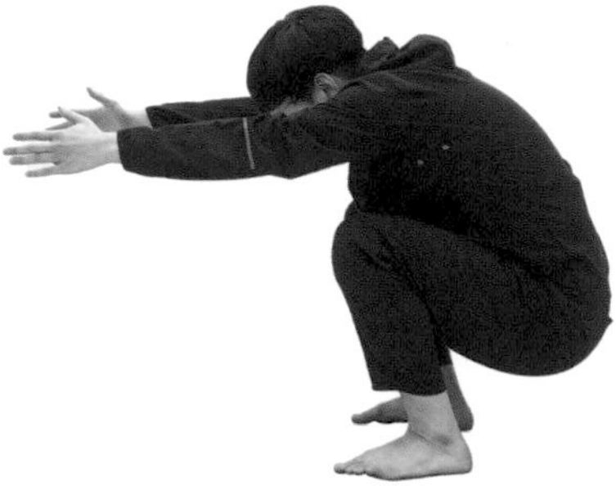

**超超**硬

伸展操 31（P.110）
伸展操 32（P.112）
伸展操 33（P.114）

用手按摩放鬆小肌肉的部分

◀ 只要腳跟貼地，就無法蹲下來

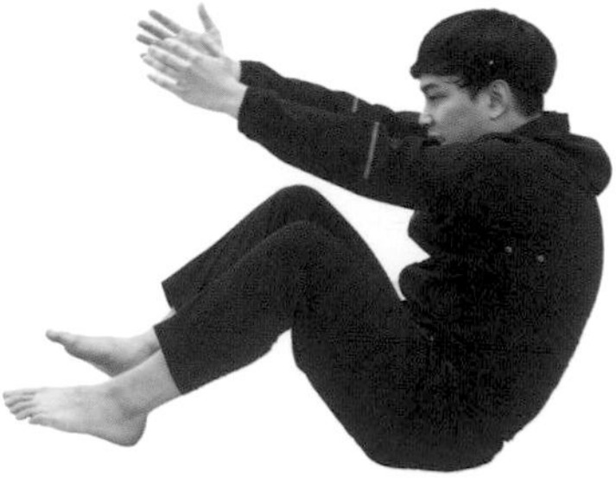

**超超超**硬

伸展操 34（P.116）
伸展操 35（P.118）
伸展操 36（P.120）

確實伸展大肌肉

腳踝周圍的肌肉很小，關節形狀又複雜，切記要更仔細且確實地一步步伸展開來。

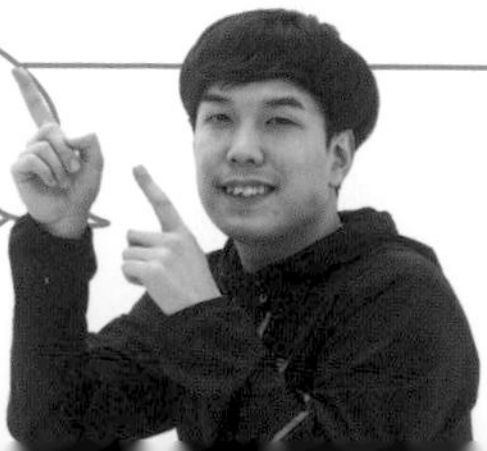

# 目次

## 前言



## PART 1 柔軟關節，才能活出一身輕盈！

# PART 2

## 不同部位的伸展操
## 讓「髖關節」變柔軟！

超 硬



超超 硬



超超超 硬

# PART 3

## 不同部位的伸展操
## 讓「肩胛骨」變柔軟！

PART 4

# 不同部位的伸展操
# 讓「足部關節」變柔軟！

# PART 5

## 完成你不敢妄想姿勢 無痛實現一字馬劈腿

# 超超超硬的身體也能徹底伸展！

## 依照僵硬度等級介紹伸展操

分成「超硬」、「超超硬」、「超超超硬」這3種等級，找出最適合自己的來做！

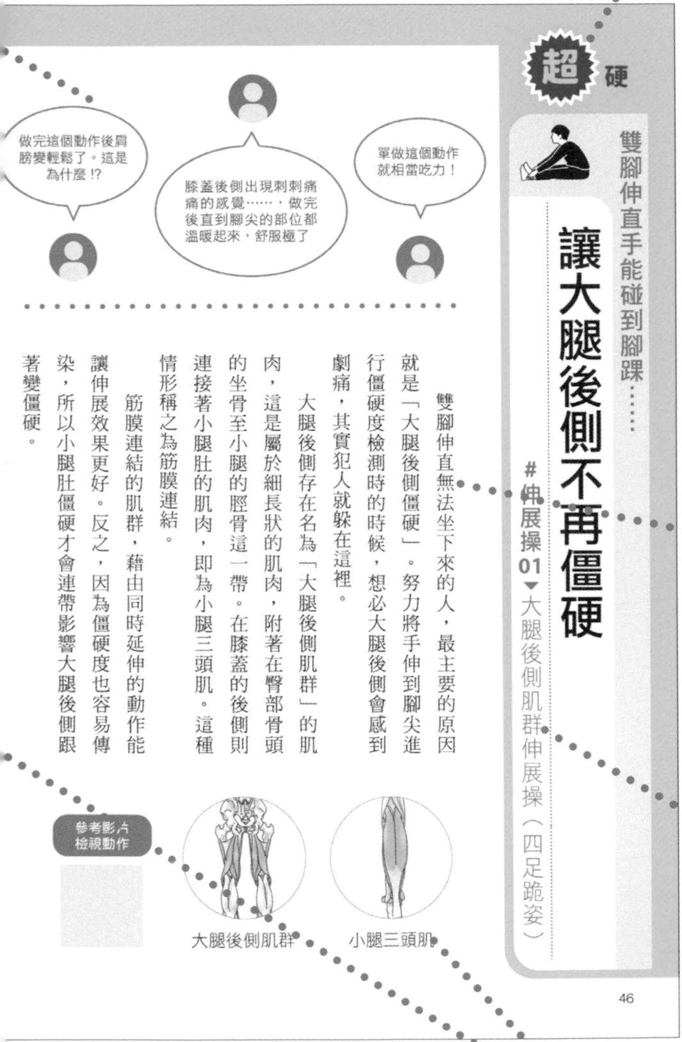
超硬

雙腳伸直手能碰到腳踝……

讓大腿後側不再僵硬

#伸展操01▼大腿後側肌群伸展操（四足跪姿）

雙腳伸直無法坐下來的人，最主要的原因就是「大腿後側僵硬」。努力將手伸到腳尖進行僵硬度檢測時的時候，想必大腿後側會感到劇痛，其實犯人就躲在這裡。

大腿後側存在名為「大腿後側肌群」的肌肉，這是屬於細長狀的肌肉，附著在臀部骨頭的坐骨至小腿的脛骨這一帶。在膝蓋的後側則連接著小腿肚的肌肉，即為小腿三頭肌。這種情形稱之為筋膜連結。

筋膜連結的肌群，藉由同時延伸的動作能讓伸展效果更好。反之，因為僵硬度也容易傳染，所以小腿肚僵硬才會連帶影響大腿後側跟著變僵硬。


單做這個動作就相當吃力！
膝蓋後側出現刺刺痛痛的感覺……，做完後直到腳尖的部位都溫暖起來，舒服極了
做完這個動作後肩膀變輕鬆了。這是為什麼!?
大腿後側肌群
小腿三頭肌
參考影片檢視動作
46


## 伸展操解說淺顯易懂

深入淺出說明伸展特定肌肉的理由！

## 依照不同部位介紹伸展操

按照不同部位細分，得以馬上伸展在意的部位！

## 透過圖解確認伸展的肌肉位置

用插圖了解伸展的肌肉，容易掌握整個概念！

## 體驗者的回響

能夠看到實際做過 OGATORE
伸展操的人真實心聲！

## 藉由 POINT 補充說明

用簡易的方式，解說特別重要的部分，以加深對伸展操的理解！

## 「強人所難時」降低困難度 「輕而易舉時」提升困難度

藉此找出更適合自己身體僵硬度的伸展操！

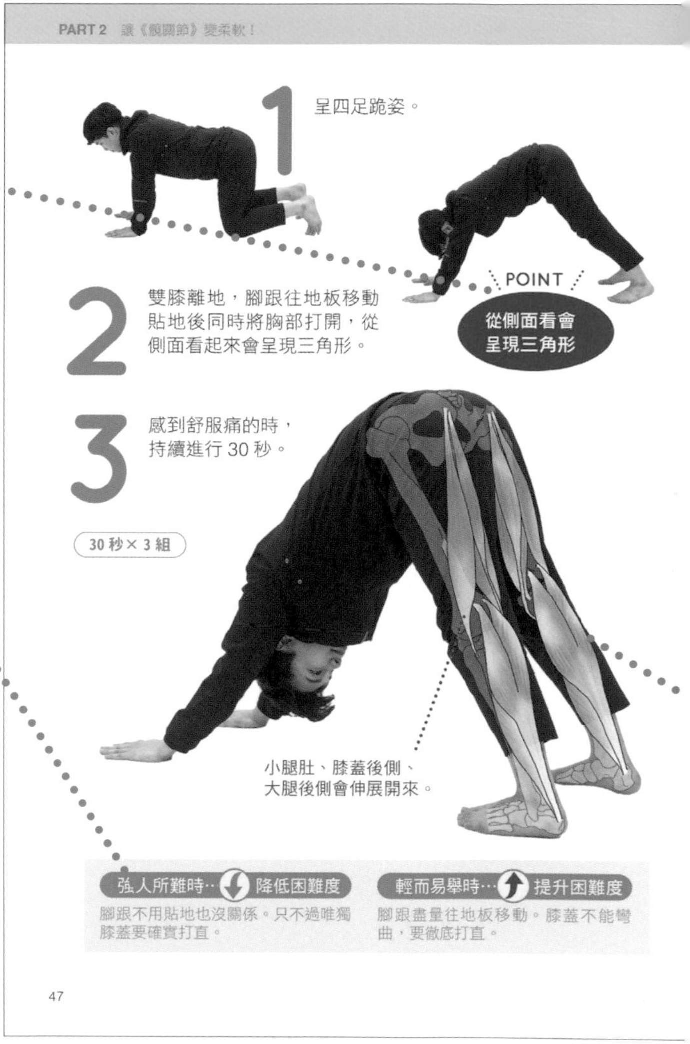

PART 2　讓《髖關節》變柔軟！

1 呈四足跪姿。

2 雙膝離地，腳跟往地板移動貼地後同時將胸部打開，從側面看起來會呈現三角形。

POINT
從側面看會呈現三角形

3 感到舒服痛的時，持續進行 30 秒。

30 秒 × 3 組

小腿肚、膝蓋後側、大腿後側會伸展開來。

強人所難時…降低困難度
腳跟不用貼地也沒關係。只不過唯獨膝蓋要確實打直。

輕而易舉時…提升困難度
腳跟盡量往地板移動。膝蓋不能彎曲，要徹底打直。

47

確切

# 效果真實有感的伸展操 人人都能輕鬆上手！！

# 留意5個小撇步，伸展操更有效果

## 1 伸展前要做暖身操嗎？

只要依照適當步驟進行本書介紹的伸展操，通常不太會出現負荷一下子變大的情形，所以並不需要做暖身體操。請大家要注意一點，做伸展操的基本原則，就是做到「舒服痛」的程度就行了。

## 2 做伸展操得有心理準備

最重要的是立定目標持之以恆。伸展操不是魔法，無法瞬間改變你的體質。雖然效果依人而異，但是只要適當地去做，相信在 2 ～ 3 週的時間內，就會感覺到看得出變化。

## 3 「舒服痛」的定義

運動強度最好要做到「痛卻很舒服」的程度。假設死亡的疼痛是 10、完全不會痛是 0，疼痛度大概是落在 6 左右。想要伸展的肌肉有拉開的感覺，亦即感覺到所謂的「延伸感」時最有效果。

## 4 做伸展操的時間帶

最理想的時間帶是在剛洗好澡的時候，因為這時候肌肉最容易鬆弛，伸展效果最佳。最應該避免的時間帶，則是在剛睡醒的時間。起床沒多久的時候，肌肉通常處於緊繃狀態，所以需要充分攝取水分，並且要慎重地進行伸展操。

## 5 做伸展操的頻率

伸展操切記一定要每天做。大家要有一個觀念，1 天偷懶沒做就得花 2 天才能彌補回來。尤其剛開始做伸展操的時期，身體一下子就會打回原形。

# PART 1

# 柔軟關節，才能活出一身輕盈！

避免身體僵硬＝遠離慢性病與各種疼痛。

# 身體是什麼時候開始變僵硬的？

所謂的身體僵硬，意指關節不容易活動。人體擁有好幾百個關節，唯有動一動這些關節，我們才能活動自如。

負責活動這些關節的，就是肌肉。當肌肉因痠痛、動彈不得而導致功能不全時，關節就會難以活動，使得身體愈來愈僵硬。總之，身體僵硬的原因來自於「肌肉」沒有完全動起來。

我認為，很多人都是小時候身體很軟，卻在不知不覺間變硬了，才會連簡單就能完成的姿勢也完全做不到。

身體硬化的時期因人而異，大多是在停止運動的瞬間開始變化。只要多加留意，大概花上三個月，就能明確察覺出身體的變化。

害身體硬梆梆動不了的壞習慣，首推坐辦公桌工作和缺乏運動。坐辦公桌工作很難避免，所以我

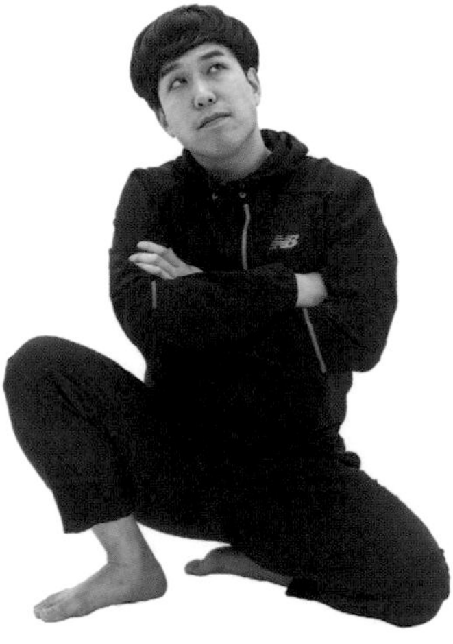

認為關鍵還是要活動身體。不然身體不動的話，只會愈變愈僵硬。

儘管有不少人自暴自棄地說：「我天生就很僵硬……」，但在我看來，身體的「僵硬度／柔軟度」，端看個人的運動習慣與運動量而定。

平時經常活動的人，身體不容易變硬，而且就算你是天生身體僵硬的人，只要養成做伸展操的習慣，一定不會僵硬到造成身體不適。

**就算你的身體硬梆梆難活動，**
**做做伸展操發揮效果，**
**任誰都可以找回柔軟度！**

## 所以，千萬別放棄!!

# 做多久才能練出柔軟度？

就算你現在是超超超僵硬的人，做過伸展操之後，身體一定會變柔軟。只不過，想要確實感受到效果，最重要的還是持之以恆。因為剛做完伸展操的當下，身體雖然會暫時變柔軟，只要稍不留意又會打回原形。

開始做伸展操大約經過2～3週之後，才會逐漸感受到變化，多數人會在4～6週左右穩定下來，因此切記不能半途而廢。

尤其是身體很硬的人，在身體柔軟度尚未穩定下來的階段（第2～3週左右）就放棄的話，馬上就會變回原來的僵硬狀態。持續做伸展操的天數愈短的人，身體回復原狀的速度也會加快。

伸展操不是魔法，無法瞬間改變你的體質。想要維持身體的柔軟度，重點在於每天持續下去！

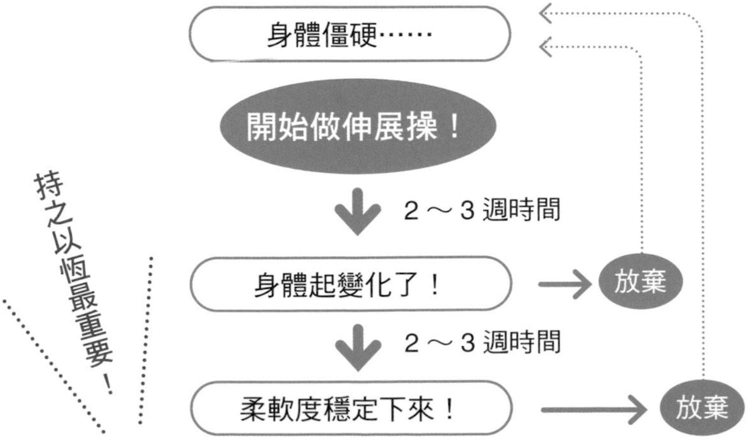
身體僵硬……
開始做伸展操！
2～3週時間
身體起變化了！
放棄
2～3週時間
柔軟度穩定下來！
放棄
持之以恆最重要！

# 身體僵硬的壞處

身體僵硬，會帶來許多壞處。
尤其會造成下述三個問題

## 1 姿勢變差

人類的身體，難免會做出不良姿勢。這都是因為肌肉的柔軟度變差、肌力下滑所致。駝背以及骨盆前傾等，就是最具代表性的姿勢，這種狀態日子一久，一定會這裡痛那裡痛，引發身體不適，對身體一點好處也沒有。

尤其是有運動習慣的人，姿勢不良很容易帶來傷害，甚至影響運動表現。姿勢不佳的話，日常生活中也會容易引起疲勞，降低工作成效。

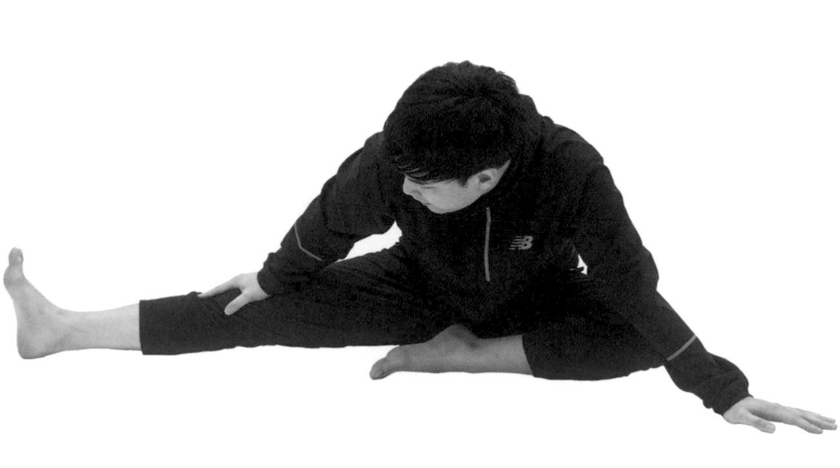

## 2 身體痛點變多

身體僵硬帶來的問題，我想最常見的應該就是「疼痛」了，其中以腰痛和肩膀痠痛最具代表性。80％的腰痛，稱作肌筋膜性腰痛，起因於肌肉沒有好好活動。肩膀痠痛也是來自姿勢不良，由此可知，大部分我們在日常生活中感到的疼痛，都是身體僵硬造成的影響。

## 3 容易變胖

身體一旦僵硬，會縮小日常生活中的活動範圍因此活動身體所消耗的熱量將會減少，結果才容易發胖。

並不是說不做伸展操就會馬上變胖，而是當身

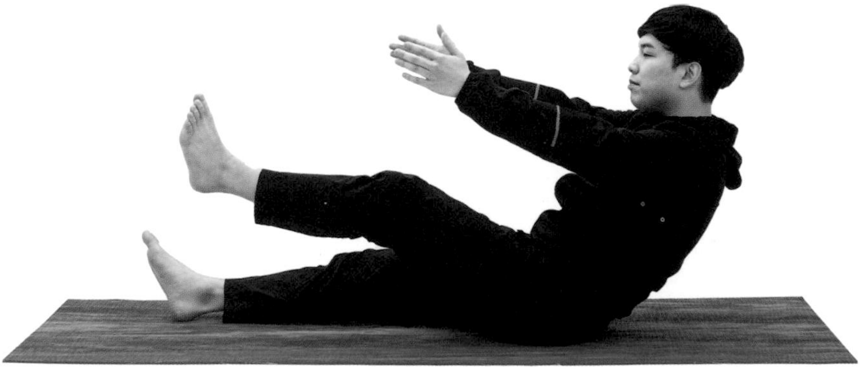

體一直處於僵硬的狀態，熱量消耗會下降，慢慢地體質就會變得不容易瘦下來。

養成做伸展操的習慣之後，就可以製造機會每天活動身體，讓你打造出容易消耗熱量的體質。不但做肌力訓練時容易擺出理想的姿勢，而且也不會因為身體僵硬發生疼痛，舒暢地活動筋骨。

畢竟身體一旦僵硬，很容易出現各種不適症狀，例如手腳冰冷、腳容易抽筋、負面思考、自律神經系統方面的症狀等等。

## 找回身體柔軟度，好處多多！

- ⊙ 姿勢變好
- ⊙ 不再肩膀痠痛、腰痛
- ⊙ 不容易疲勞
- ⊙ 工作表現進步
- ⊙ 代謝提升、容易變瘦
- ⊙ 不容易受傷
- ⊙ 緩解虛寒體質
- ⊙ 讓身體舒暢地活動

# 讓身體柔軟的秘訣！

話說回來，怎麼做才能讓身體變柔軟呢？

想要改善肌肉功能不全的問題，單純伸展僵硬的地方並不足夠。身體的組成比你想像中的複雜許多。舉例來說，若因為腰痛直接做腰部伸展操，其實很難收到實際效果，還有頭腦昏沈時，其實要針對肩膀周圍而非頭部做伸展操，才會戲劇性地好轉。

依循複雜的身體結構仔細地鬆弛眾多肌肉，一步步擺脫僵硬的身體吧！這才是有效讓身體變柔軟的秘訣。

坦白說，伸展操就是要讓僵硬的身體逐漸解放。

現在就來簡單說明，透過伸展操提升柔軟度的運作機制。

做完伸展操後肌肉會拉開，擴大關節的活動範圍。

大家可以想像一下，此時的肌肉就像收縮變硬的橡皮筋。突然拉開會碎裂（弄痛身體），所以身體愈僵硬的人，愈要慎重地逐步拉開肌肉。此外，過度的反作用力恐使肌肉因產生劇烈反應而變硬，所以最好要避免。

想讓身體變柔軟，除了做伸展操之外，日常需要留意的地方，已經在第33頁說明過了，總之就是平時要多動一動。身體不活動就會漸漸變硬，反過來說，愈動才會愈柔軟。

常聽到有人說「我的身體天生就很硬……」，這句話大錯特錯。剛出生的嬰兒，他們的身體其實處於人生中最柔軟的狀態。當他們想要翻身、抓著東西站起來、爬上比自己身高還高的地方時，都會大幅度活動全身上下，這樣才能做得到。

但在一天天成長的過程中，大幅度活動身體的機會卻日漸減少。因為大腦發達後懂得思考，於是學會了用更輕鬆的手段來完成想做的事。像這樣活動的機會慢慢減少之後，身體才會逐漸變得僵硬起來。

想要維持身體的柔軟度，關鍵在於一輩子都要持續活動。想讓身體變柔軟，除了確保運動量與養成運動習慣之外，可說是別無他法。

# 髖關節、肩胛骨、足部關節這 3 處最重要！

髖關節、肩胛骨和足部關節，是身體中活動機率非常高的關節。因此有許多肌肉附著，形成相當複雜的構造。由於長了許多肌肉的關係，柔軟度變差時便容易受到影響，一塊肌肉硬梆梆將波及許許多多動作受到限制。

倘若這些自由度高（動作種類繁多）的關節活動不順暢，將引發各種身體不適及疼痛現象。因此，切記一定要隨時維持這三處關節的柔軟度。

動作種類繁多，意指關節周圍長了許多用來活動的肌肉。肌肉愈多，變硬的可能性就會升高，而且還有小肌肉密集分布，所以當一塊肌肉變硬之後，周遭的肌肉便會受到影響，有時還會一起變硬。

所以愈常活動的關節愈容易變硬，就是因為這些緣故。

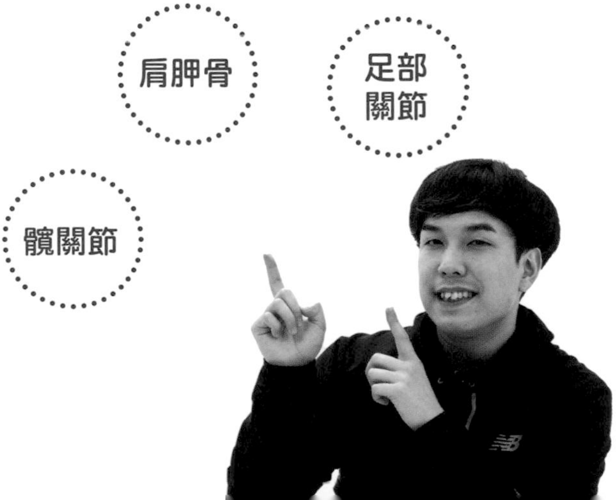

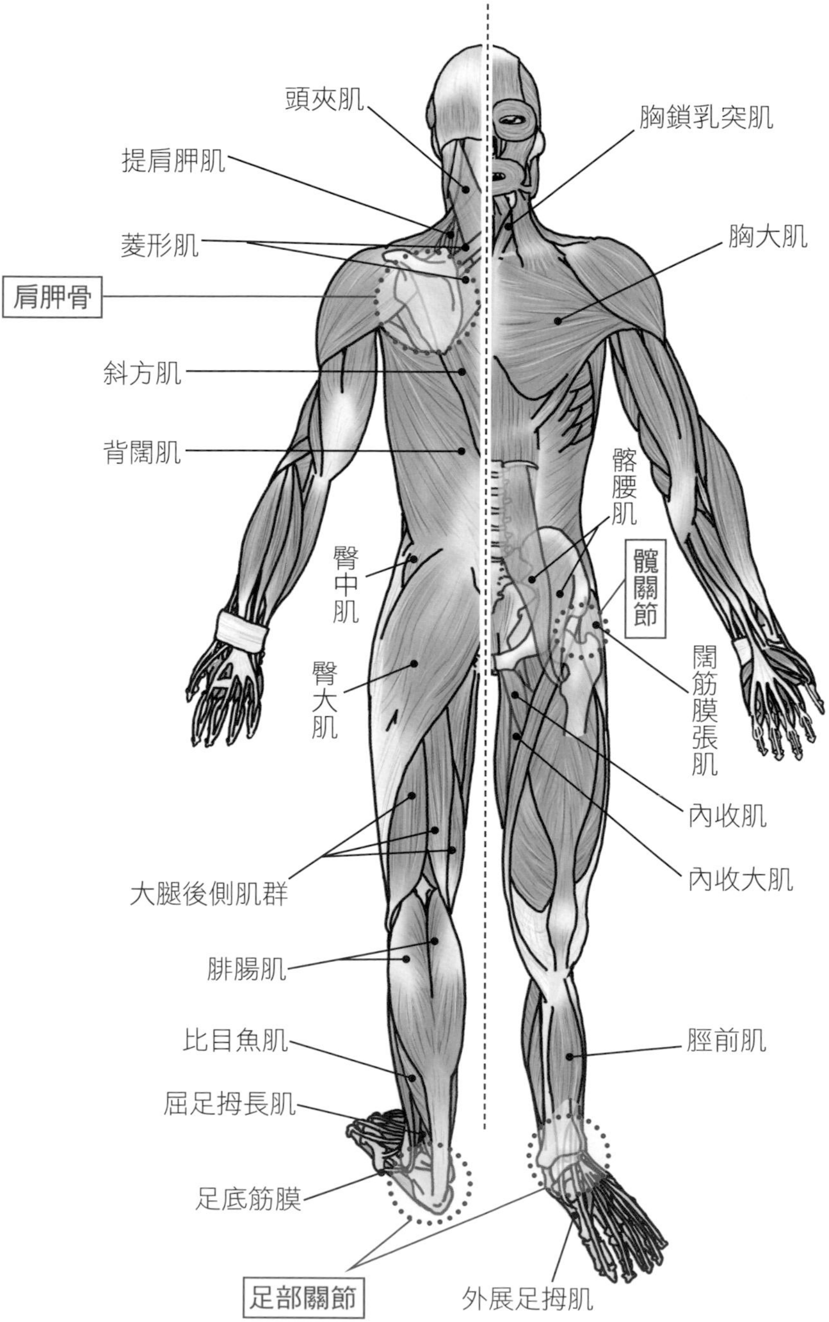
頭夾肌
胸鎖乳突肌
提肩胛肌
菱形肌
胸大肌
肩胛骨
斜方肌
背闊肌
髂腰肌
髖關節
臀中肌
臀大肌
闊筋膜張肌
內收肌
內收大肌
大腿後側肌群
腓腸肌
比目魚肌
脛前肌
屈足拇長肌
足底筋膜
足部關節
外展足拇肌

髖關節呈現圓形的形狀，除了會前後左右打開活動之外，還能進行所謂旋轉的扭身動作。做出這種旋轉動作的肌肉體積小，而且數量多，所以才容易變硬。

肩胛骨嚴格來說屬於肩胛胸廓關節的一部分，而肩胛胸廓關節則是由肩胛骨與肋骨所組成的關節。由於肩胛骨位於肋骨上方，所以長了許多肌肉來支撐肩胛骨。

腳踝不只有一個關節。由數個關節構成的腳踝，同樣長了許多肌肉。

身體僵硬的人，雖然無法斷言所有人這三處的關節全都是硬梆梆，但是當你覺得自己「身體好像很僵硬」，極有可能是這三處關節中有某一處變硬了。

如果能好好鬆弛這三處特別容易僵硬的關節，任何人都可以讓身體僵硬所導致的不適症狀，控制在最低限度。仔細地鬆弛每一個關節，身體必然會變得柔軟起來。

# 推薦「30秒伸展操」的理由

本書的基本原則，就是「30秒的伸展操」，這麼做也是有原因的。

一般來說，做伸展操最適當的時間據說為15～20秒。但是這麼做是有附帶條件的，須維持「肌肉在適當負荷下伸展至最大限度」的狀態。

實際上在做伸展操時，從開始計時後，必須利用幾秒鐘的時間微調姿勢，找出身體延伸後感覺「舒服痛」的位置。

依照做到徹底伸展的境界還需花費幾秒鐘的邏輯來判斷，我才會推薦大家做一組30秒的伸展操。

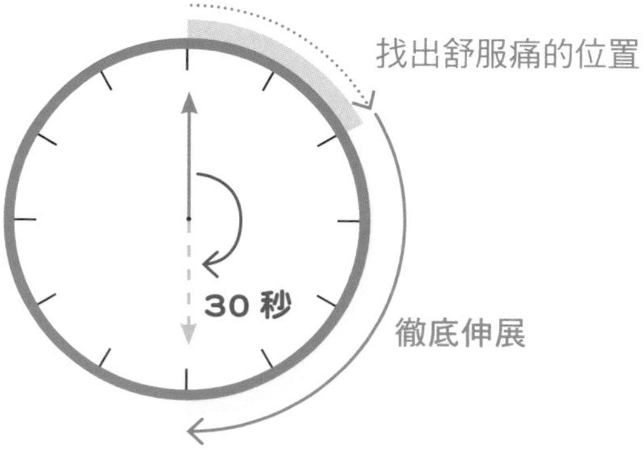


建議：徹底伸展需要花30秒！

## 身體愈僵硬，<br>愈該按照順序做伸展操

有些肌肉做起伸展操很容易，有些則不然。

大肌肉做伸展操時很輕鬆，小肌肉做起來通常會有困難。而且愈小塊的肌肉往往長在愈深處，因而更不容易伸展。

身體僵硬的人，連容易伸展的大肌肉也會變硬，所以這種狀態下，長在深處的小肌肉更不容易伸展開來。從小肌肉開始做伸展操的話，不但無法順利伸展開來，也看不出效果。

想讓伸展操的效果完全顯現，最重要的就是按照順序來做。

先從長在表面的大肌肉開始伸展，接下來再針對位於深處的小肌肉進行拉伸。只要按照這個順序來做，就能有效培養出身體的柔軟度。

本書藉由 4 個姿勢檢測身體的僵硬度，並且針對不同的柔軟度提出搭配的伸展操。只要遵循各個僵硬度等級的伸展操依序進行，哪怕你是初學者，也能從大肌肉做到小肌肉的順序，正確地按部就班做伸展操。

# PART 2

## 不同部位的伸展操

# 讓「髖關節」變柔軟！

理想的柔軟度，是雙腿伸直坐下時手能碰到腳尖！
雙腿打開要超過 120 度！

要想完全顯現伸展操的效果，依序進行最重要。
請按照大肌肉→小肌肉的順序做伸展操。

「超硬」的人 ▶ **依序做**伸展操 **01 → 02**

「超超硬」的人 ▶ **依序做**伸展操 **03 → 04**

「超超超硬」的人 ▶ **依序做**伸展操 **05 → 06**

「超硬」的人 ▶ **依序做**伸展操 **07 → 08 → 09 → 10**

「超超硬」的人 ▶ **依序做**伸展操 **11 → 12 → 13 → 14**

「超超超硬」的人 ▶ **依序做**伸展操 **15 → 16 → 17 → 18**

# 讓大腿後側不再僵硬

## #伸展操01▼大腿後側肌群伸展操（四足跪姿）

做完這個動作後肩膀變輕鬆了。這是為什麼 !?

膝蓋後側出現刺刺痛痛的感覺……，做完後直到腳尖的部位都溫暖起來，舒服極了

單做這個動作就相當吃力！

無法雙腿伸直坐下的人，最主要的原因就是「大腿後側僵硬」。努力將手伸到腳尖進行僵硬度檢測時，想必大腿後側會感到劇痛，其實犯人就躲在這裡。

大腿後側存在名為「大腿後側肌群」的細長狀的肌肉，附著在臀部骨頭的坐骨至小腿的脛骨一帶。在膝蓋後側則有連接小腿肚的小腿三頭肌。這種情形稱之為筋膜連結。

筋膜連結的肌群，藉由同時延伸的動作能讓伸展效果更好。反之，因為僵硬度也容易傳染，所以小腿肚僵硬才會連帶影響大腿後側跟著變僵硬。

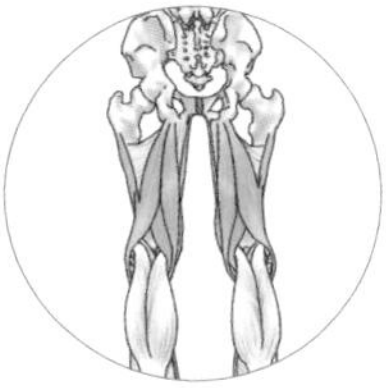

大腿後側肌群

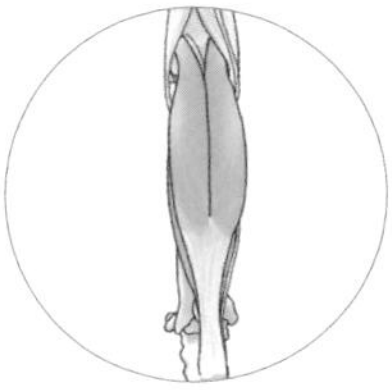

小腿三頭肌

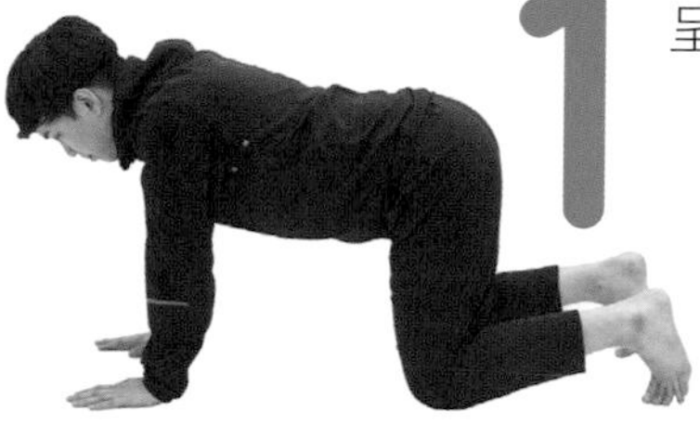

**1** 呈四足跪姿。

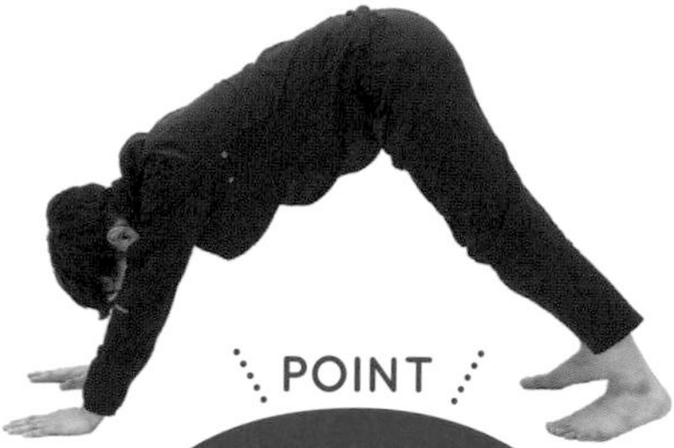

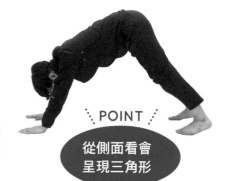

**2** 雙膝離地，腳跟往地板移動貼地的同時打開胸部，從側面看起來會呈現三角形。

POINT
**從側面看會呈現三角形**

**3** 感到舒服痛時，持續進行 30 秒。

30 秒× 3 組

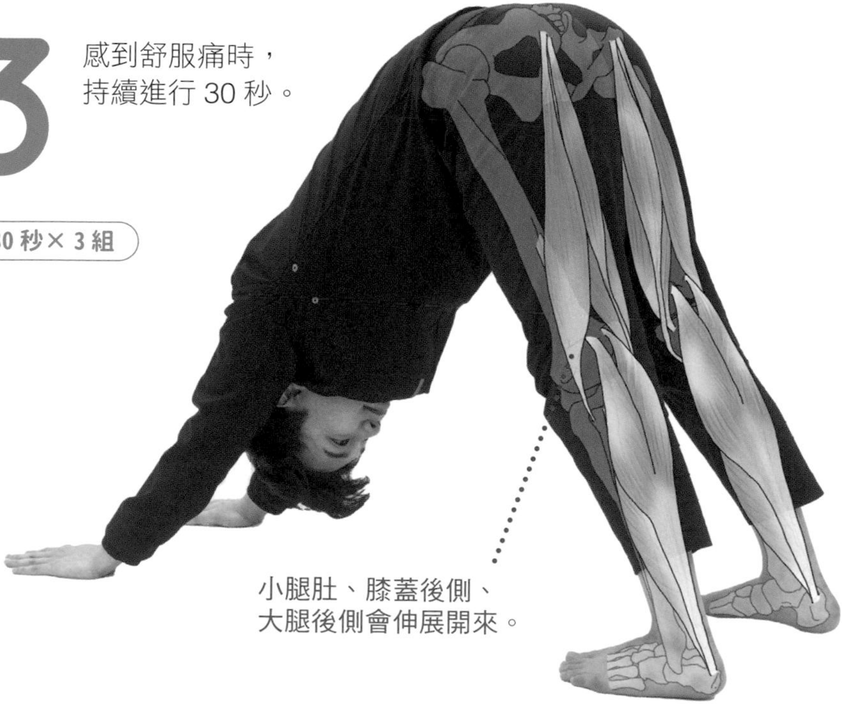

小腿肚、膝蓋後側、大腿後側會伸展開來。

**強人所難時‥ 降低困難度**

腳跟不用貼地也沒關係。只不過唯獨膝蓋要確實打直。

**輕而易舉時… 提升困難度**

腳跟盡量往地板移動。膝蓋不能彎曲，要徹底打直。

超 硬

雙腿伸直手能碰到腳踝……

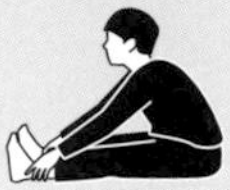

# 保持平衡，伸展大腿後側

## #伸展操02▼大腿後側肌群伸展操（單腳站立）

這個伸展操做起來很舒服，動作又不難！

站著就能做，所以工作空檔或想提振精神時，相當受用。

動作結束後，腰可以挺直，坐在椅子上變得好輕鬆。

經由伸展操01讓膝蓋後側舒服地鬆弛開來之後，接著來伸展大腿後側，所以這次要利用椅子或牆壁，採取單腳站立的姿勢試試看。

這個姿勢有些吃力，卻能夠徹底將大腿後側伸展開來。

由於進行時須單腳站立，因此很難取得平衡。但如果你做起來輕鬆不費力，不妨雙手放開，用類似飛機的姿勢做做看。

藉由控制重心避免搖晃，還能提升伸展操的強度。請檢查側面姿勢，確定上半身與抬高的那隻腳是否為筆直的狀態。

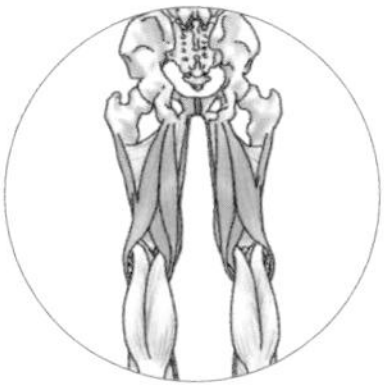

大腿後側肌群

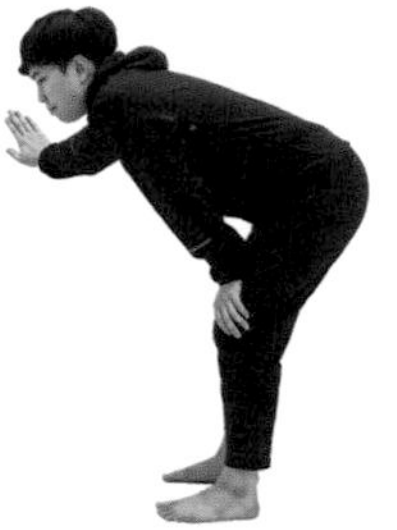

1 手扶著椅子或牆壁，雙膝微微彎曲後身體向前彎。另一隻手放在膝蓋上。

2 單腳盡量往後抬高。從側面來看，上半身與抬高的那隻腳要呈現筆直的狀態。感覺舒服痛的時候停止動作，並持續 30 秒。
換腳支撐身體，用相同作法抬高另一條腳。

30 秒× 3 組

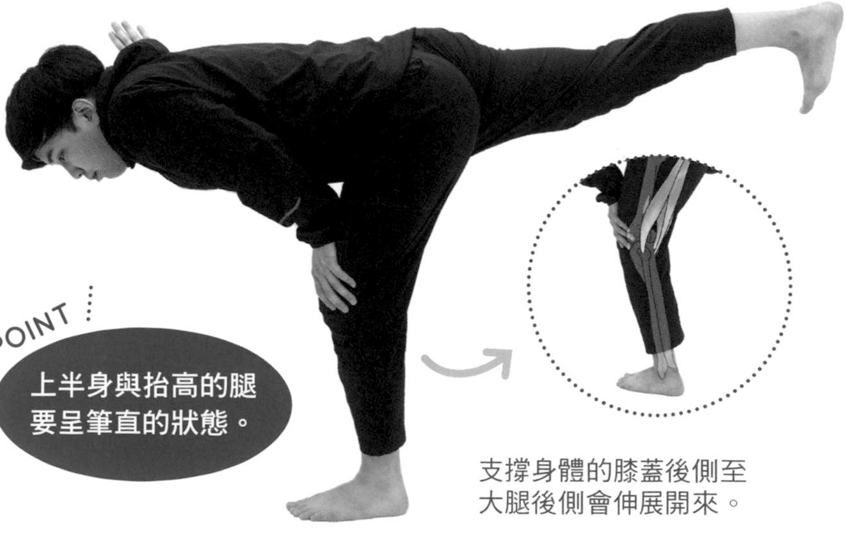

POINT
上半身與抬高的腿要呈筆直的狀態。

支撐身體的膝蓋後側至大腿後側會伸展開來。

強人所難時⋯ 降低困難度
腿抬高到能力範圍內就行了。扶著椅子或牆壁確實支撐。

輕而易舉時⋯ 提升困難度
腿要確實抬高呈現筆直的狀態。試著放手離開椅子或牆壁取得平衡。

**超超硬**

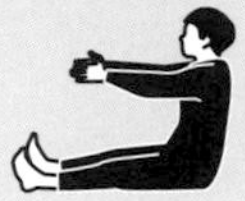

雙腿伸直後僅能勉強坐著……

# 舒緩因不良姿勢變硬的後腿

## #伸展操03▼大腿後側肌群伸展操（仰躺／末梢）

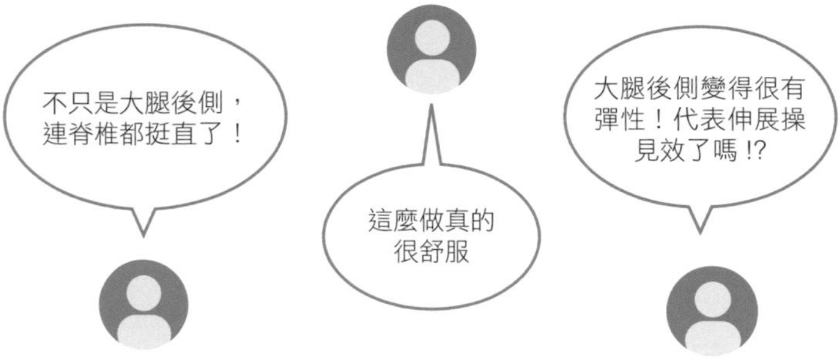
大腿後側變得很有彈性！代表伸展操見效了嗎!?
這麼做真的很舒服
不只是大腿後側，連脊椎都挺直了！

勉為其難才能雙腿伸直坐下來的人，屬於「超超硬」類型，因而必須將大腿後側肌群細分成不同部位加以伸展。

大腿後側肌群視不同位置，可區分成前端與末梢。大腿後側靠近臀部為前端，靠近膝蓋後側稱作末梢。每一處的僵硬度各不相同，造成僵硬的原因也不一樣。

伸展操03可讓末梢伸展開來。身體姿勢因為駝背連帶造成腰部拱起，以及O型腿的人，大多數都是由於末梢很僵硬。

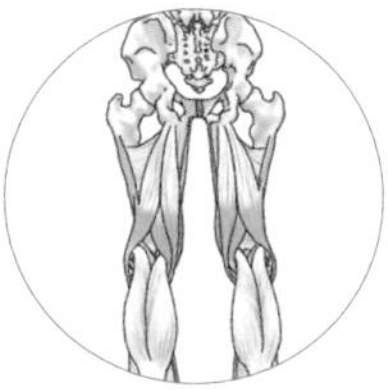

大腿後側肌群（末梢）

1 仰躺並抬高左腳，用雙手抱著大腿。胸部與大腿盡量靠近。此時另一隻腳的膝蓋要用力打直避免離地。

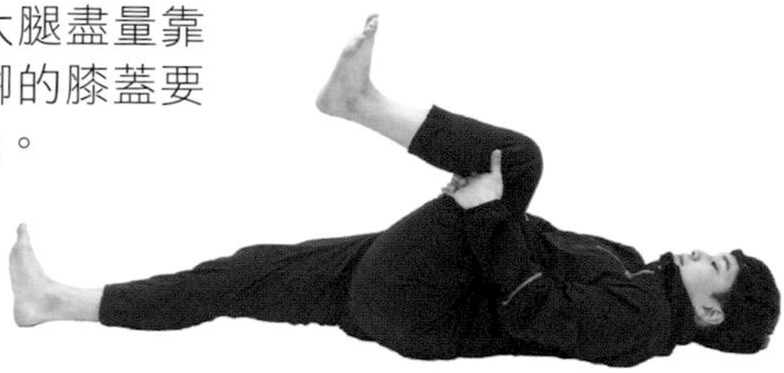

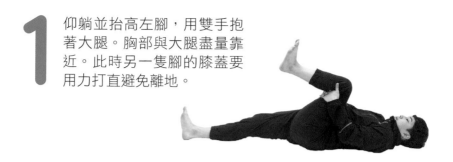

2 維持這個姿勢，逐步將左膝伸展開來。感覺舒服痛的時候停止動作！持續 30 秒。另一邊作法相同。

30 秒× 3 組

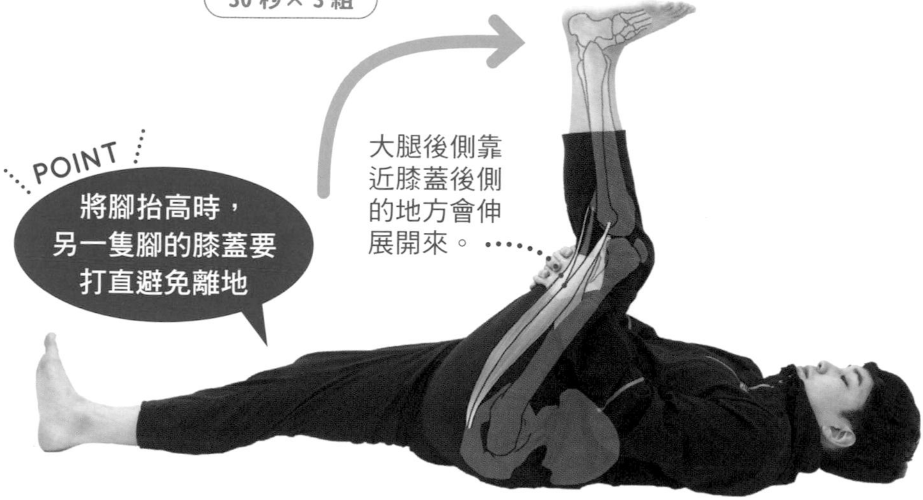
POINT
將腳抬高時，
另一隻腳的膝蓋要
打直避免離地
大腿後側靠
近膝蓋後側
的地方會伸
展開來。

強人所難時‥ 降低困難度

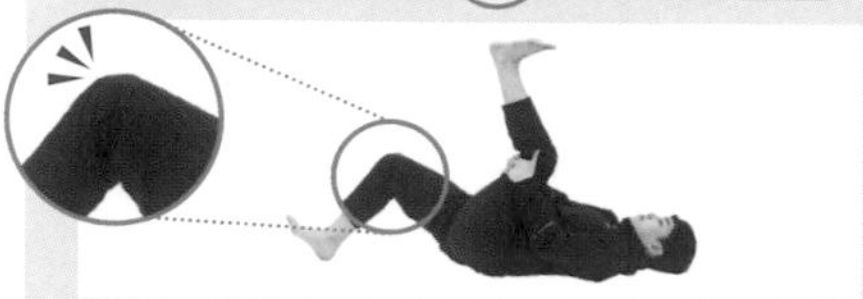

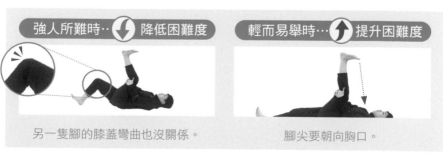

另一隻腳的膝蓋彎曲也沒關係。

輕而易舉時… 提升困難度

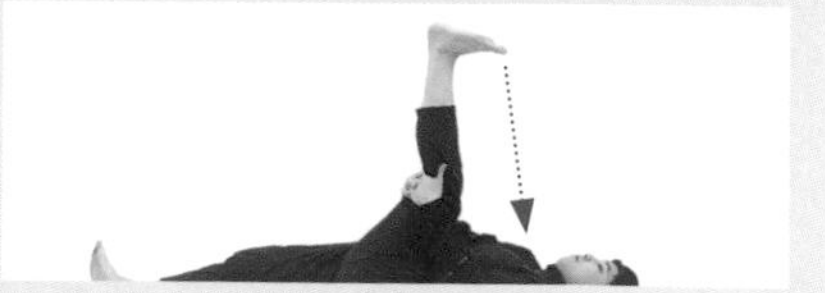

腳尖要朝向胸口。

超超硬

雙腿伸直後僅能勉強坐著……

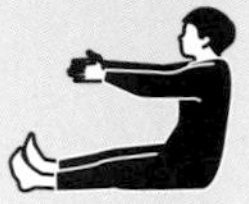

# 拉開因久坐而僵硬的後腿

## #伸展操04▼大腿後側肌群伸展操（仰躺／前端）

很明顯感覺到大腿後側有拉開來！

我自己的感覺是，從大腿後側到腳踝外側都有伸展開來了。

不知道為什麼，連臀部都變柔軟了，而且全身還會暖起來!!

緊接著要來伸展大腿後側肌群的前端。所謂的前端，已經在伸展操03中作過說明了，意指大腿後側靠近臀部這一帶。

譬如坐著辦公、搭巴士或電車移動等，長時間坐著的人，大腿後側肌群前端大多半會變得硬梆梆。

肌肉受到壓力就會變硬。坐姿也會有所影響，尤其是經常靠著椅背坐著的人，多數大腿後側肌群都會變硬。

大家不妨回顧自己平日的姿勢，然後認真來做伸展操！

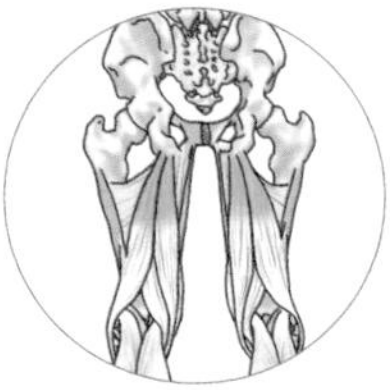

大腿後側肌群（前端）

## 1

從仰躺姿，保持膝蓋打直的狀態將左腳抬高，用雙手抓著大腿後側。此時頭也要抬高。另一隻腳的膝蓋則要用力打直。

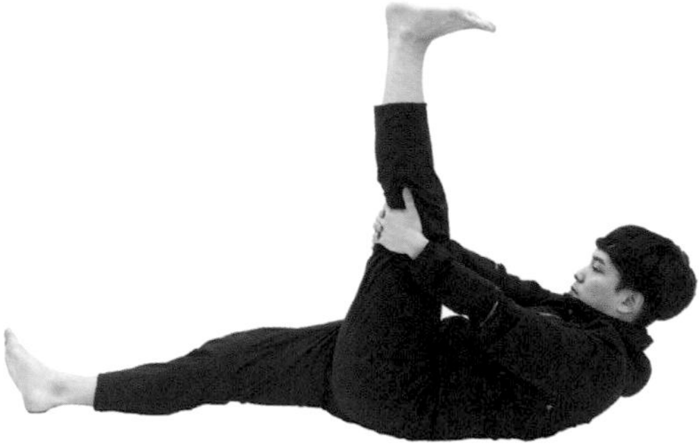
POINT
頭部抬高，才能避免抬高的那隻腳彎曲。

## 2

維持這個姿勢，將左腳往自己胸部的方向逐步靠近。感覺舒服痛的時候停止動作！持續 30 秒。另一邊作法相同。

30 秒× 3 組

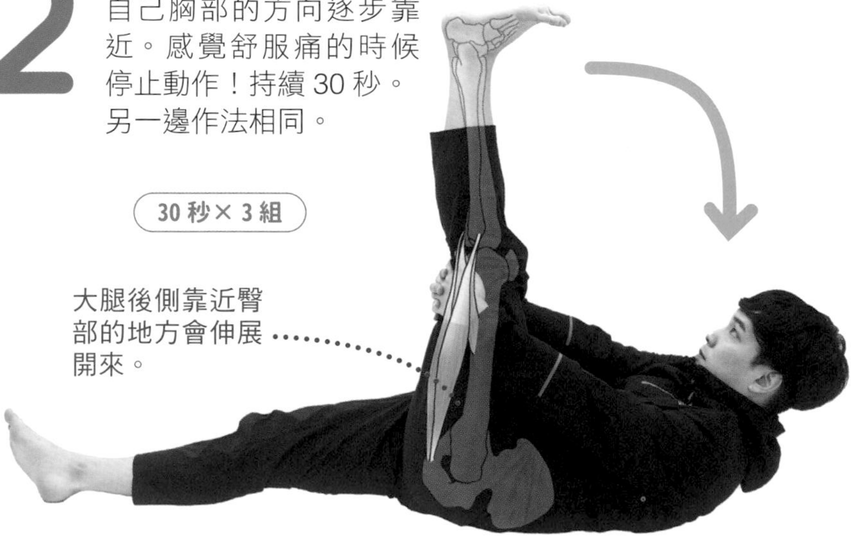
大腿後側靠近臀部的地方會伸展開來。

**強人所難時…降低困難度**
另一隻腳的膝蓋彎曲也沒關係。

**輕而易舉時…提升困難度**
腳尖要朝向胸口。

超超超硬

雙腿伸直一放手就坐不直……

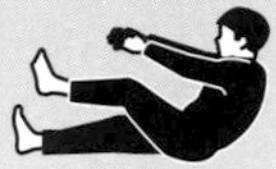

# 利用重力的不出力伸展

## #伸展操05▼大腿後側肌群伸展操（單膝跪立／末梢）

大腿後側有充血的感覺。

做完後，前彎變容易了!!

應該是大腿後側的地方最有感！

善加運用重力，哪怕身體再僵硬，都能簡單伸展開來。

伸展操05是利用上半身重量，無須使力就能完成的伸展操。遇到想要進一步伸展，卻又無法完成姿勢的時候，就可以好好運用重力來協助。

與同樣是伸展大腿後側肌群末梢的伸展操03很類似，讓大家利用重力就能輕鬆完成動作。由於不需要自己出力伸展膝蓋，對於超超超硬的人來說，這個伸展操會很容易做到。

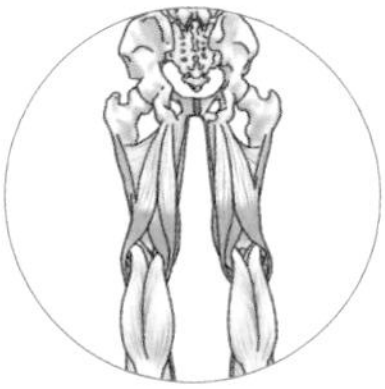

大腿後側肌群（末梢）

1　右膝貼地後，左腳往前伸。僅左腳跟貼地，膝蓋要微微彎曲。

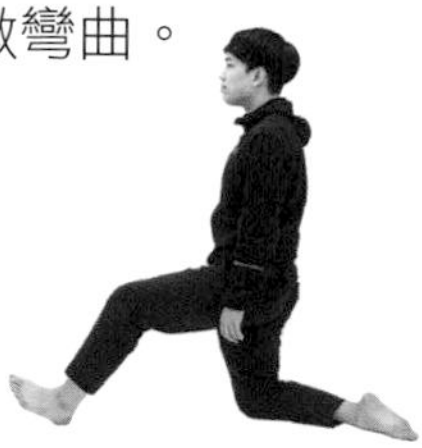

2　雙手貼地，左大腿盡量靠近胸部。

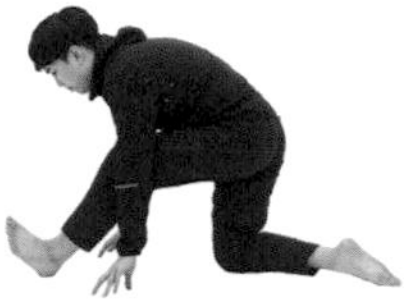

3　維持這個姿勢，逐步將臀部往後移動。感覺舒服痛的時候停止動作！持續 30 秒。另一邊作法相同。

30 秒× 3 組

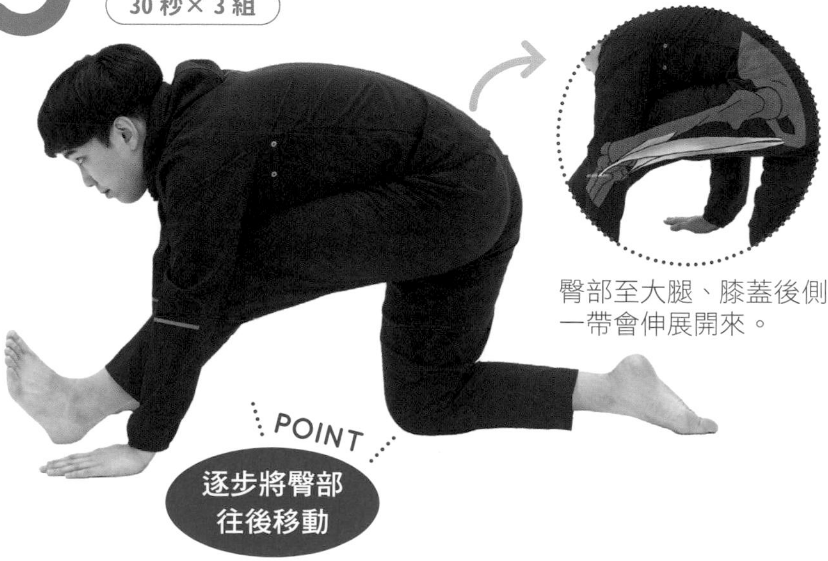


臀部至大腿、膝蓋後側一帶會伸展開來。

**強人所難時…降低困難度**

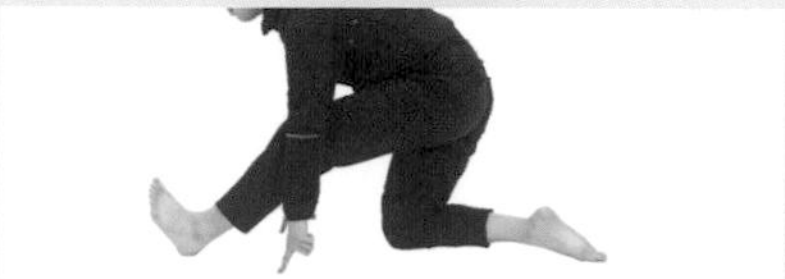

只有指尖貼地的話，大腿和胸部沒有靠在一起也沒關係。

**輕而易舉時…提升困難度**

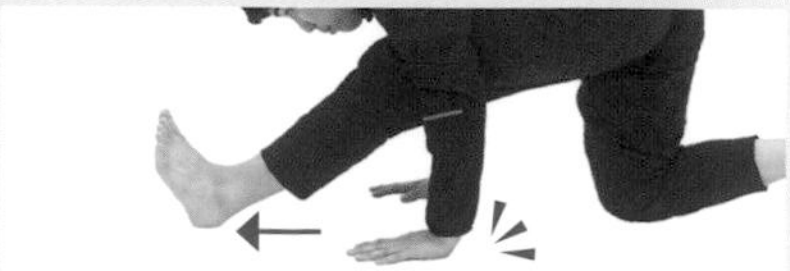

手掌貼地。將腳跟從一開始貼地的位置再往前移動。

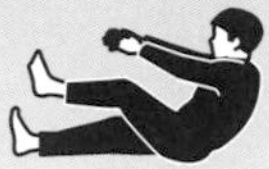

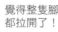

雙腿伸直一放手就坐不直……

# 拉伸無法L型坐直的後腿

## #伸展操06▼大腿後側肌群伸展操（單膝跪立／前端）

覺得整隻腳都拉開了！

一開始覺得很吃力，後來卻很舒服，現在已經做上癮了。

大腿後側很緊繃，不過有明顯伸展開來的感覺。

比起利用重力的「超超」硬人伸展操04，給「超超超」硬人的伸展操06，更能輕鬆地伸展大腿後側。

一提到後腿的伸展操，經常是以雙腿伸直的姿勢來進行，其實很多人根本無法將雙腿打直坐下來。比如，近年來很多小朋友在體育課測試坐位體前屈時，成績都是0公分……。

如果你是有運動習慣的人，大腿後側的僵硬度與受傷的風險堪稱息息相關。因為細長的肌肉容易「拉傷」，而且在成長期也常見「剝離性骨折」等風險，所以有必要確實讓大腿後側肌群變柔軟。

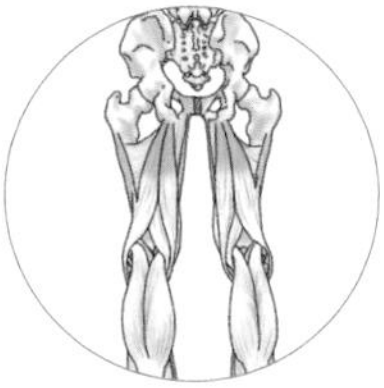

大腿後側肌群（前端）

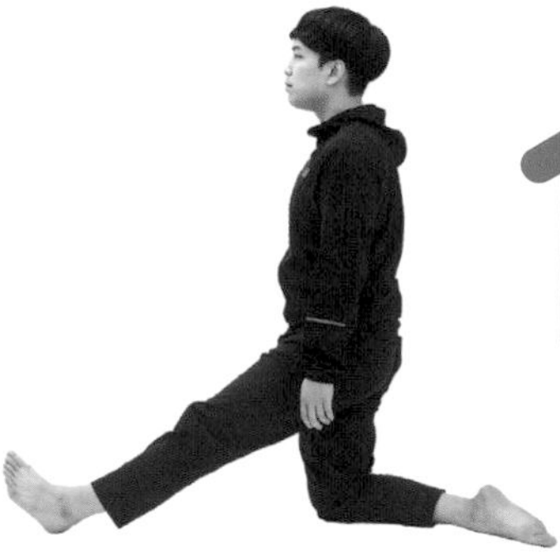

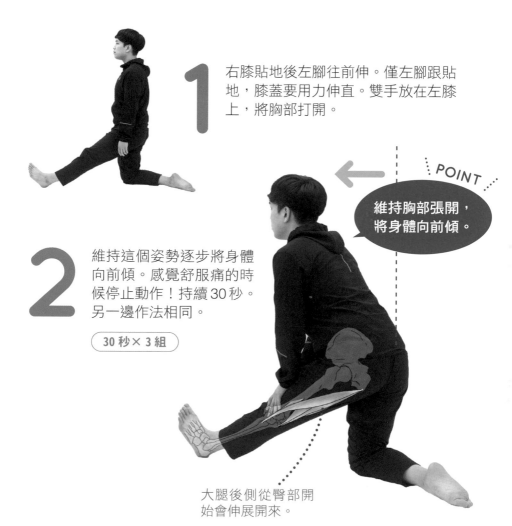

1 右膝貼地後左腳往前伸。僅左腳跟貼地，膝蓋要用力伸直。雙手放在左膝上，將胸部打開。

POINT

**維持胸部張開，將身體向前傾。**

2 維持這個姿勢逐步將身體向前傾。感覺舒服痛的時候停止動作！持續30秒。另一邊作法相同。

**30秒×3組**

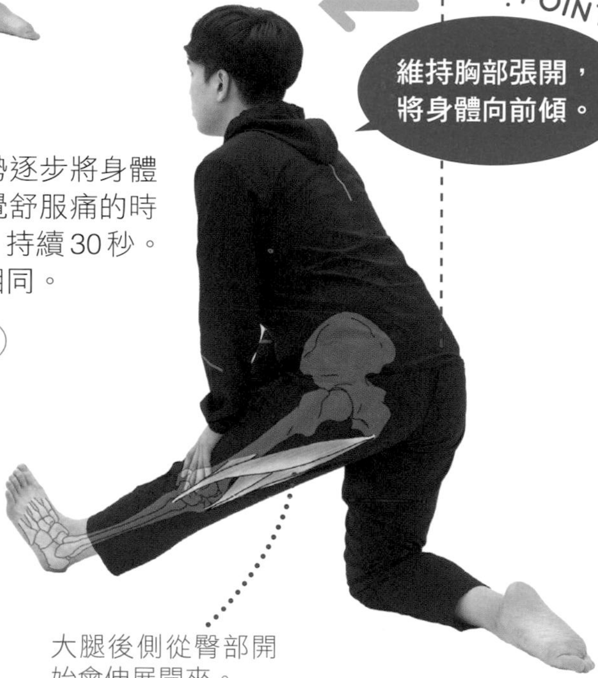

大腿後側從臀部開始會伸展開來。

**強人所難時‧‧ 降低困難度**

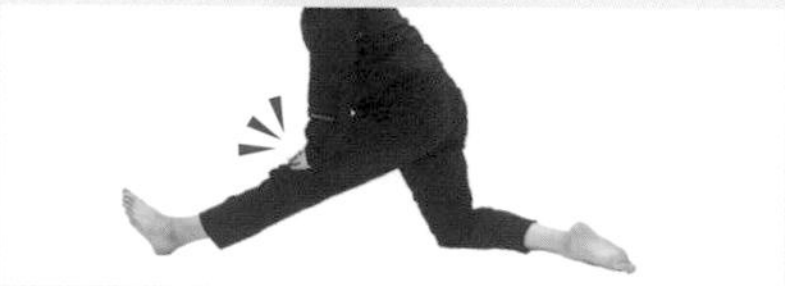

雙手碰不到膝蓋時，放在髖關節的根部也沒關係。

**輕而易舉時‧‧‧ 提升困難度**

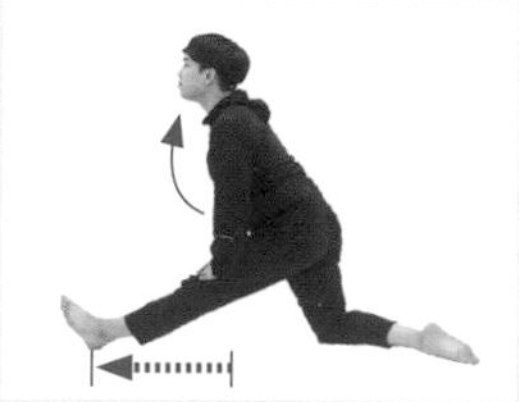

確實張開胸部。
將腳跟從一開始貼地的位置再往前移動。

**超** 硬

雙腿打開未滿90～120度……

# 找回臀部柔軟度，解除緊繃感

## #伸展操07▼臀大肌伸展操（坐姿）

原來臀部外側指的是這裡，我第一次認識這個部位呢。

愈做愈舒服，真很不可思議！

真的很有效！終於明白平常這裡有多麼疏於伸展了。

若想打開雙腿，做伸展操的順序非常重要，依照①臀部→②大腿後側→③大腿內側的順序加以鬆弛，才能有效實現開腿的目標。

一開始針對臀部做伸展操的理由，是考量到肌肉的特性，所以從臀部開始伸展才會更有效率。

坦白說，僵硬的肌肉不僅很難伸展，也具有不容易收縮的特性。

開腿時，臀部的肌肉會收縮。假如這時候臀部很僵硬的話，雙腿肌肉會難以收縮而不容易打開。那種勉強開腿而出現的臀部緊繃感，就是因為這個緣故。

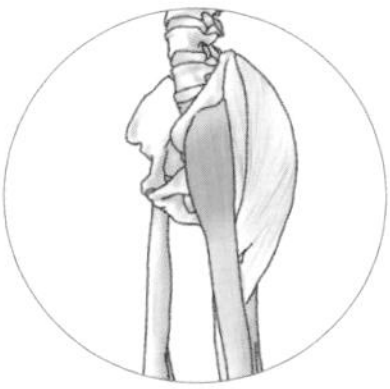

闊筋膜張肌

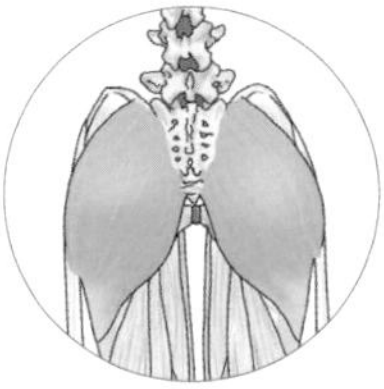

臀大肌

1 盤腿坐下。

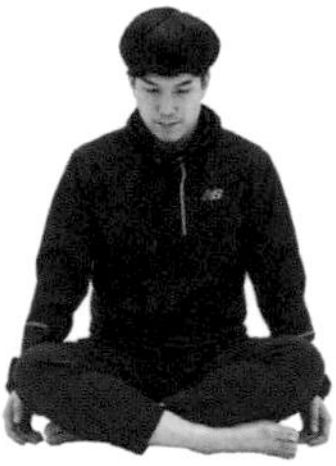

2 將右腳移往左邊，
跨過左腳。

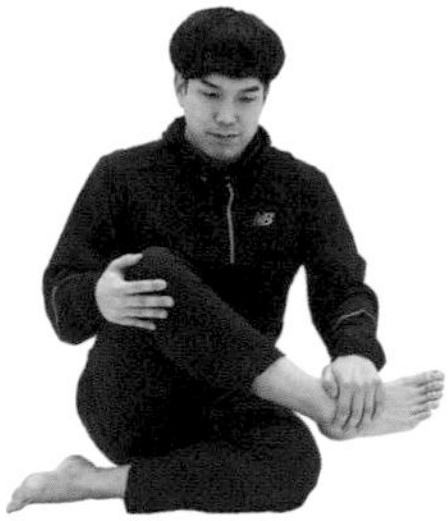

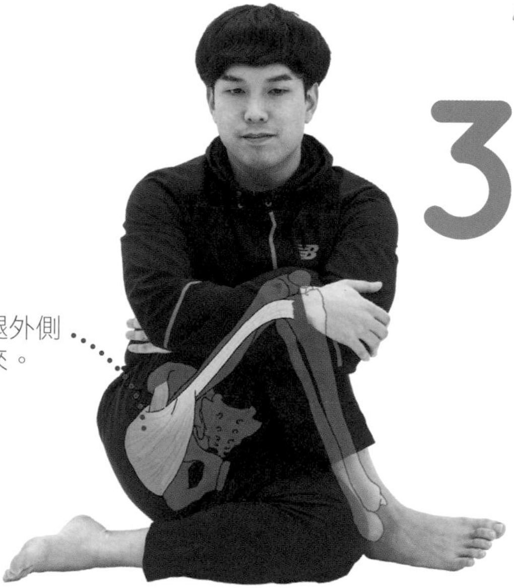

臀部～大腿外側
會伸展開來。

3 用雙手抱著右膝，
逐步靠往胸部。
感覺舒服痛的時
候停止動作！持
續 30 秒。
另一邊作法相同。

30 秒× 3 組

強人所難時‥ 降低困難度

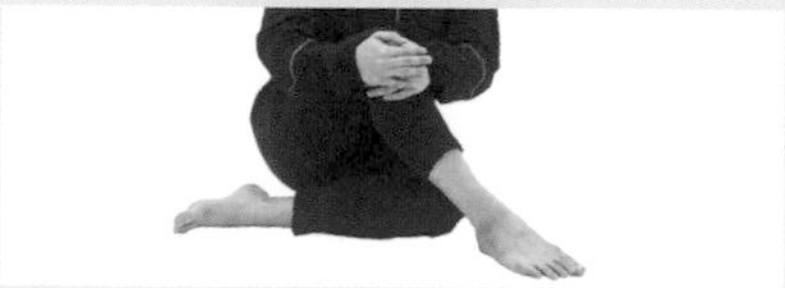

右腳不用跨過左腳，放在膝蓋前方也
沒關係。

輕而易舉時… 提升困難度

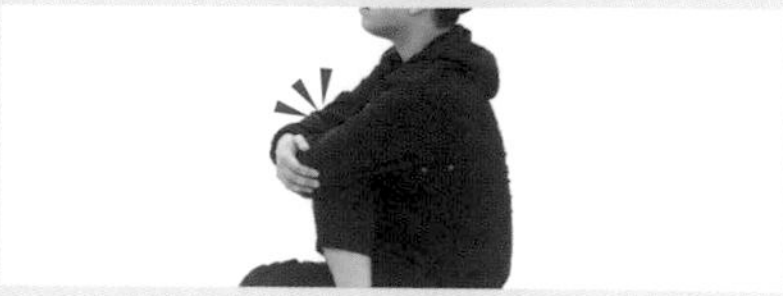

將右膝緊靠胸部，進一步張開胸部。

**超**硬

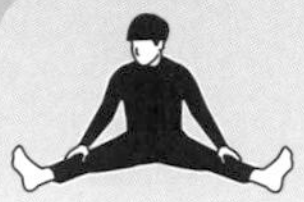

雙腿打開未滿90～120度……

# 開腿45度，同時伸展大腿後側及內側

#伸展操08▼內收肌伸展操（單腳打開45度）

繼臀部之後，接下來是伸展大腿後側與大腿內側。將腳往斜前方打開45度，就能同時伸展到這二個地方。

此時有些人會感到膝蓋內側刺痛。其實內收肌共有五種，很有可能是其中名為股薄肌的肌肉受到過大負擔。由於股薄肌是十分細長的肌肉，所以在伸展時很容易出現疼痛。

疼痛劇烈時，往往是大腿後側還很僵硬的關係，由於股薄肌與大腿後側肌群算是相鄰的肌肉，容易受到彼此僵硬度所影響，因此建議先做大腿後側肌群的伸展操。

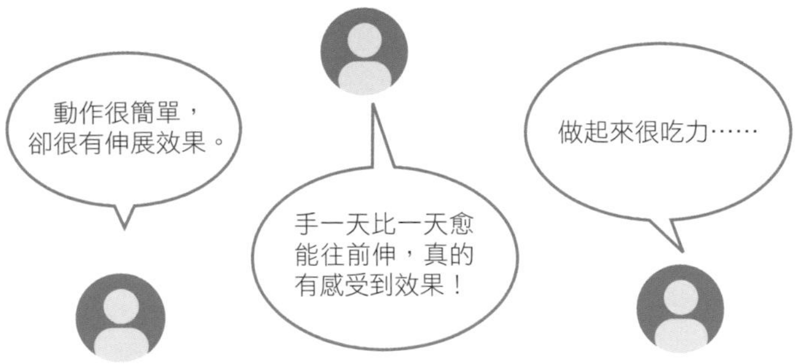
動作很簡單，
卻很有伸展效果。
手一天比一天愈
能往前伸，真的
有感受到效果！
做起來很吃力……

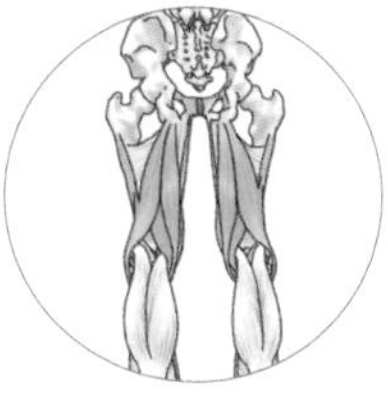

大腿後側肌群

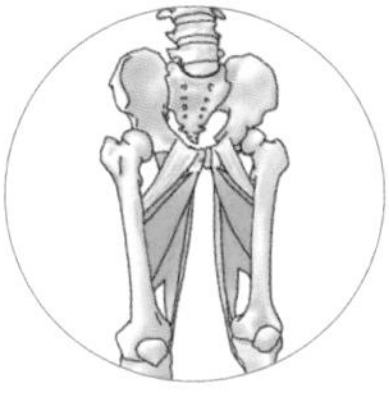

內收肌

1 呈盤腿姿，右腳往斜前方打開45 度。腳尖要朝向天花板

POINT 腳尖朝向天花板。

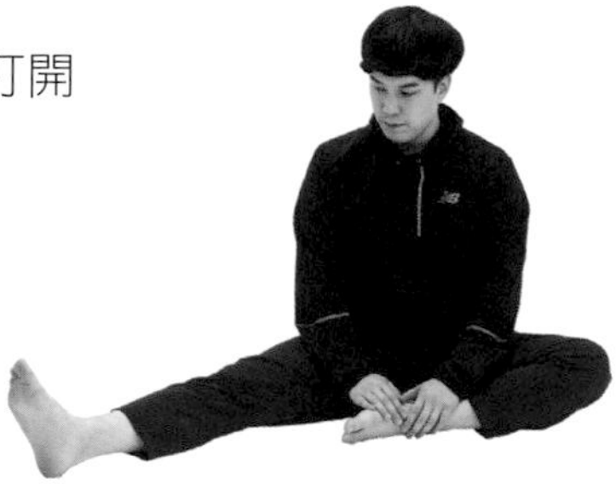

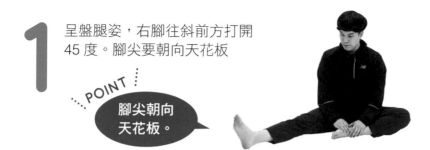

2 雙手疊放後貼地，維持這個姿勢逐步向前伸展。感覺舒服痛的時候停止動作！持續 30 秒。
另一邊作法相同。

30 秒× 3 組

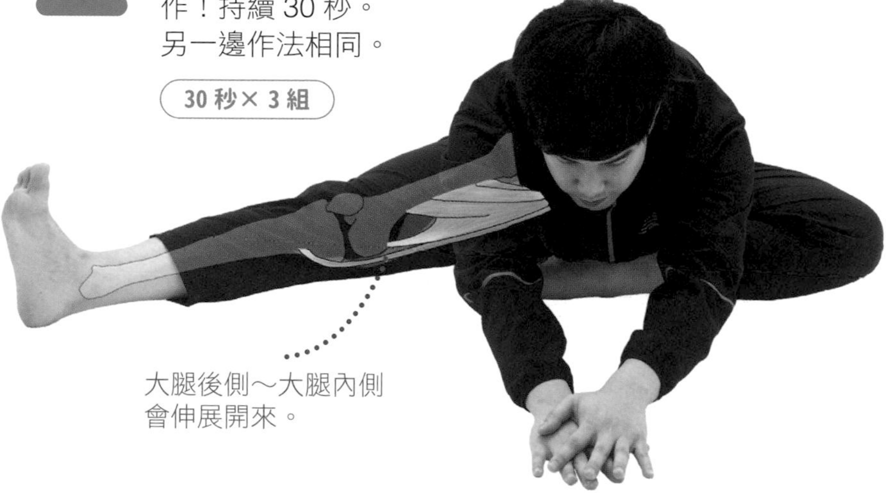

大腿後側～大腿內側會伸展開來。

強人所難時‥ 降低困難度

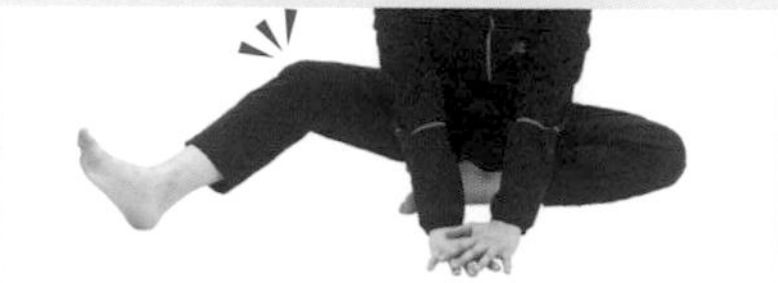

膝蓋稍微彎曲也沒關係。只不過雙手要盡力貼地。

輕而易舉時… 提升困難度

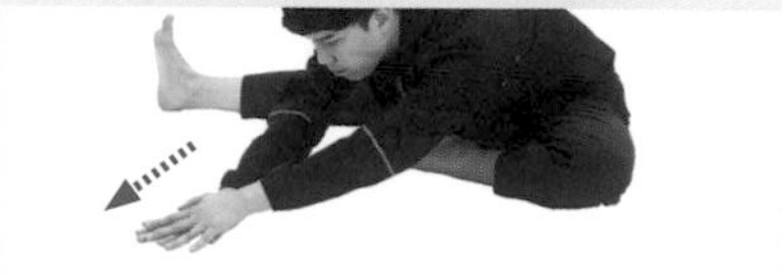

雙手盡量往前伸。進行時胸部要呈現打開的狀態。

超 硬

雙腿打開未滿90～120度……

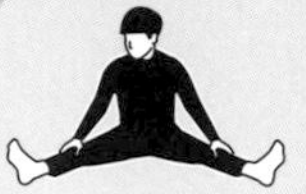

# 讓大腿內側根部不再硬梆梆

## #伸展操09▼內收肌伸展操（單腳打開90度）

伸展操09的難度大於伸展操08，主要是為了進一步伸展大腿內側。

這個伸展操的重點放在手部。為了防止腳尖往前倒，因此須壓住膝蓋，藉此使位於大腿內側根部的肌肉能確實伸展開來。甚至連恥骨肌以及內收短肌等小小的肌肉，都能仔細地加以鬆弛。

大腿內側的根部有動脈和靜脈，還有淋巴流經，因此這部分僵硬的話，將大幅影響下半身的血液循環。所以徹底放鬆這個部位，能有效解決下半身虛寒，以及水腫等問題。

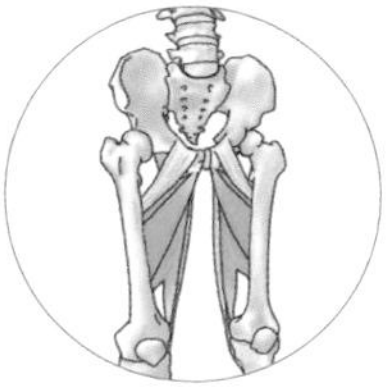

內收肌

雙腿全部拉開了！

一開始光是伸腳就得費盡力氣，不過後來慢慢上手了！

睡前做一下再鑽進被窩，從頭暖到腳尖一下就睡著了!!

1 呈盤腿姿，右腳伸往側邊，打開 90 度。
此時腳尖須朝向天花板。

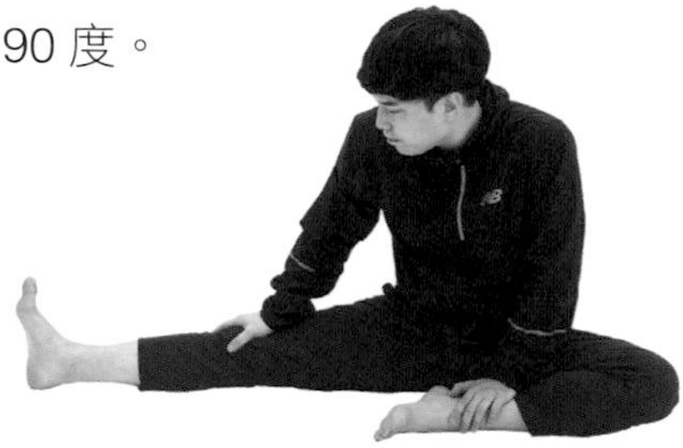
POINT
腳尖朝向
天花板。

2 右手壓住右膝，左手貼平於正前方的地板後向前伸。此時須同時將胸部打開。感覺舒服痛的時候停止動作！持續 30 秒。另一邊作法相同。

30 秒× 3 組

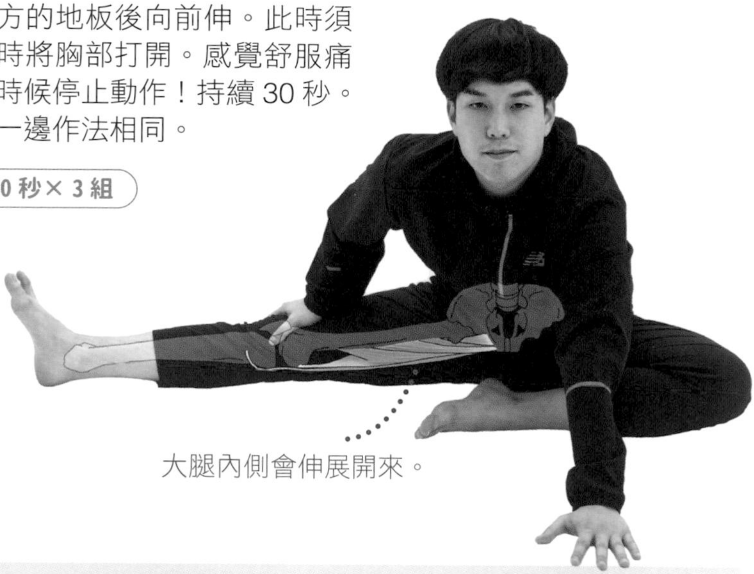
大腿內側會伸展開來。

強人所難時…降低困難度

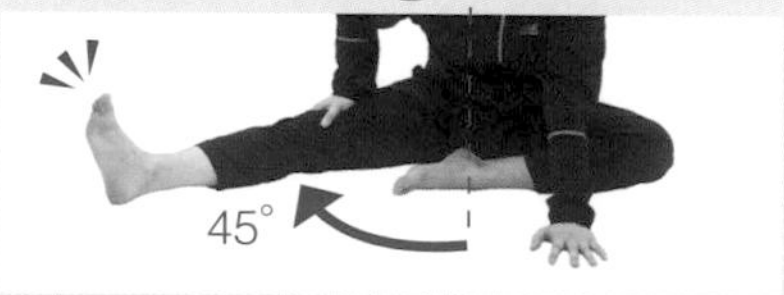
45°

右腳無法打開至側邊也沒關係。但腳尖要在朝向天花板的同時，盡量將打開右腳。盡力打開以 45 度左右為目標。

輕而易舉時…提升困難度

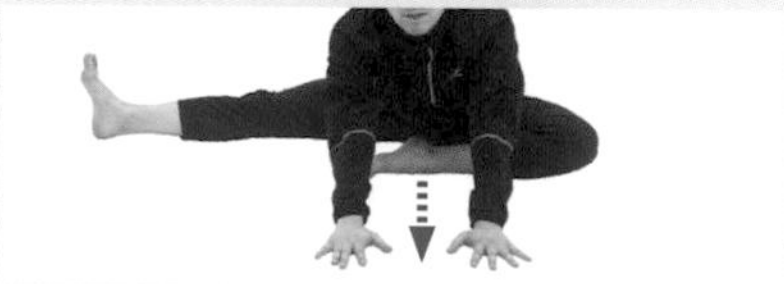

雙手盡量往前伸出去。胸部要維持打開的狀態。

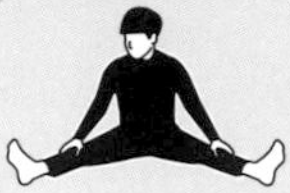

雙腿打開未滿90～120度……

# 改善髖關節的活動情形

## #伸展操10▼髂腰肌伸展操（單膝跪立）

起初膝蓋會左搖右晃很難取得平衡。但是上手之後，明顯感到髖關節伸展開來了！

大腿根部會直接感受到效果！

雖然有些吃力，但是做起來很舒服，所以會讓人想多做好幾次。

髂腰肌位於髖關節最深處，緊貼在髖關節前方的肌肉上。所以只要髂腰肌變硬，將大大妨礙髖關節的活動。

聽到我這麼說，你是不是會覺得，一開始就大量做這個伸展操比較好呢？但髂腰肌是位於最深處的肌肉，因此非常不容易伸展到。所以切記要等到大腿內側的柔軟度達到一定程度之後，再來做髂腰肌的伸展操。

將臀部至大腿內側拉開到某種程度後，才能藉由伸展操10完全伸展髂腰肌。

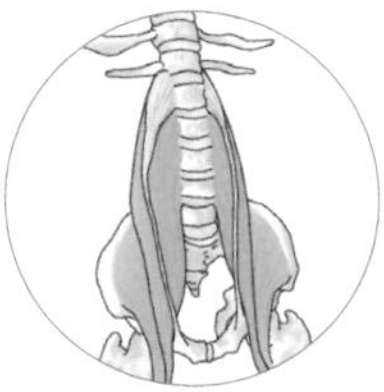

髂腰肌

## 1

左膝貼地，右腳往前踏出。
要踏在比感覺輕鬆再往前一點的位置。

POINT

**踏出去的那隻腳，要踏在比感覺輕鬆，再往前一點的位置。**

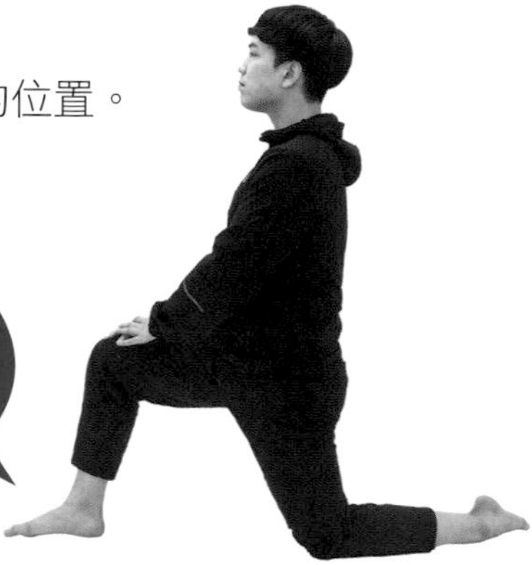

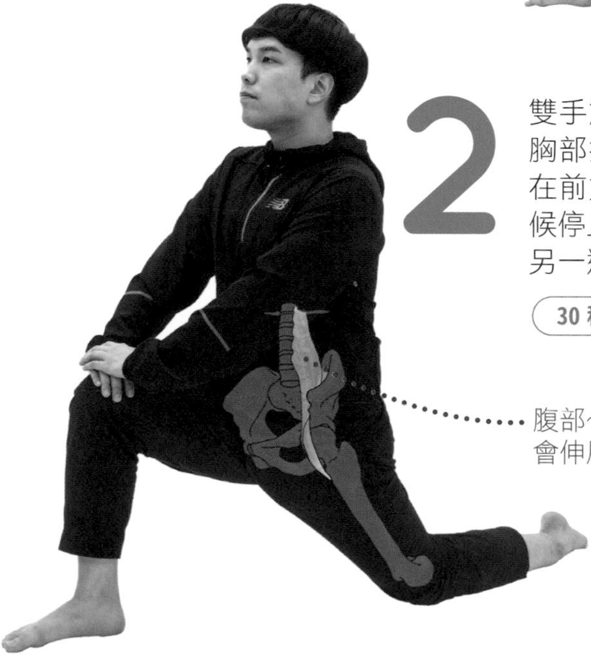

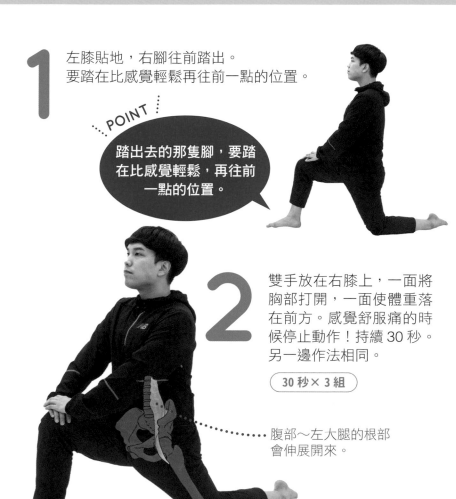

## 2

雙手放在右膝上，一面將胸部打開，一面使體重落在前方。感覺舒服痛的時候停止動作！持續 30 秒。另一邊作法相同。

30 秒× 3 組

腹部～左大腿的根部會伸展開來。

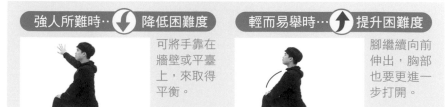

強人所難時‥ 降低困難度

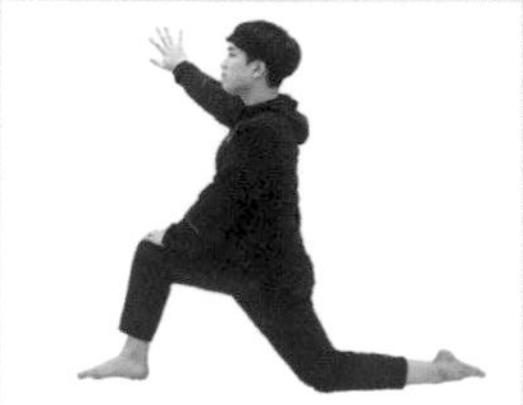

可將手靠在牆壁或平臺上，來取得平衡。

輕而易舉時… 提升困難度

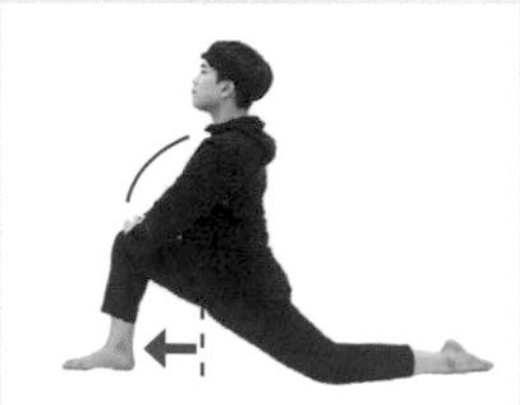

腳繼續向前伸出，胸部也要更進一步打開。

**超超硬**

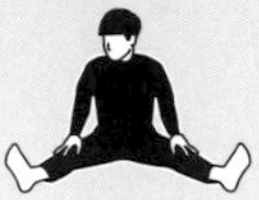

## 雙腿打開未滿60～90度……

# 幫助無法盤腿坐的人伸展臀部

### #伸展操11▼臀大肌伸展操（四足跪姿）

難度真的相當高！卻能明顯感覺到很有效，所以會想一直做下去。

不只是臀部，感覺連腰部歪斜都能有效解決。

雖然用這個姿勢維持30秒很吃力。卻愈做愈上癮（笑）

沒辦法盤腿坐的人，想要伸展臀部時，建議可以做做這個伸展操。善加利用體重，就能讓肌肉伸展開來。

伸展操11的重點，就在於要盡量壓低姿勢。在⬆提升困難度的作法中，要將右腳的小腿肚呈90度的時候，用左手壓著右腳跟，做起來會更容易一些。

很難做到手肘貼地的人，無須貼地也沒有關係。只不過，要提醒自己盡量降低姿勢。

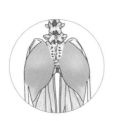

臀大肌

1 做出四足跪姿之後，將右腳往前伸出去。使小腿肚打橫。

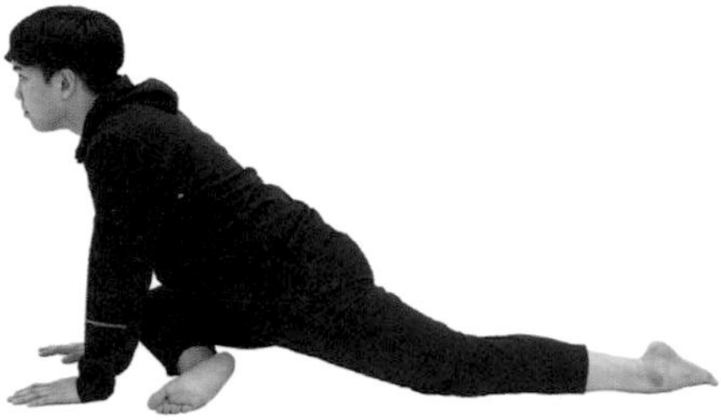

2 雙肘貼地後，降低姿勢。感覺舒服痛的時候停止動作！持續30 秒。另一邊作法相同。

30 秒× 3 組

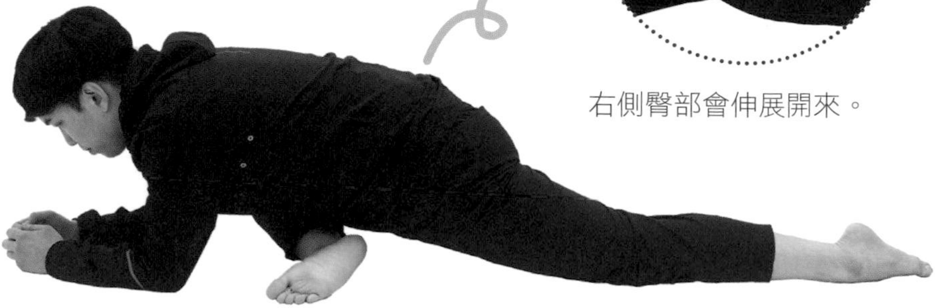

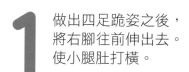

右側臀部會伸展開來。

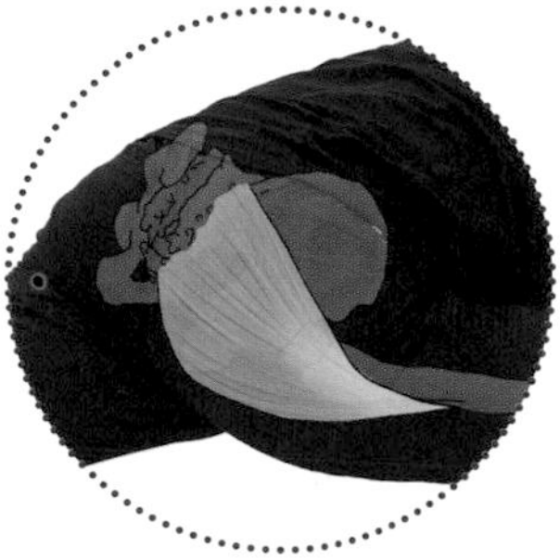

強人所難時‥ 降低困難度

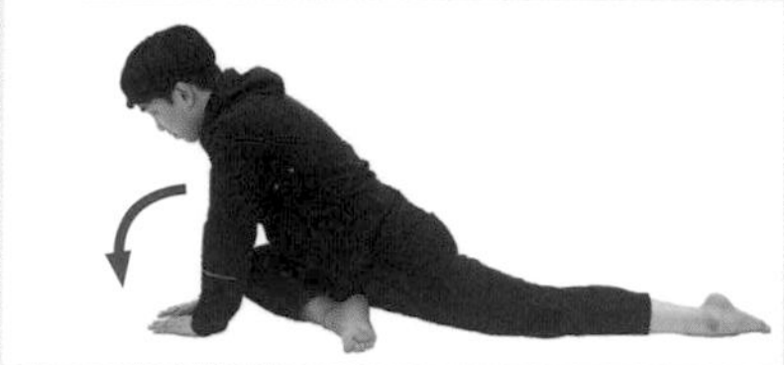

手肘不用貼地也沒關係。只不過要提醒自己盡量讓姿勢降低。

輕而易舉時… 提升困難度

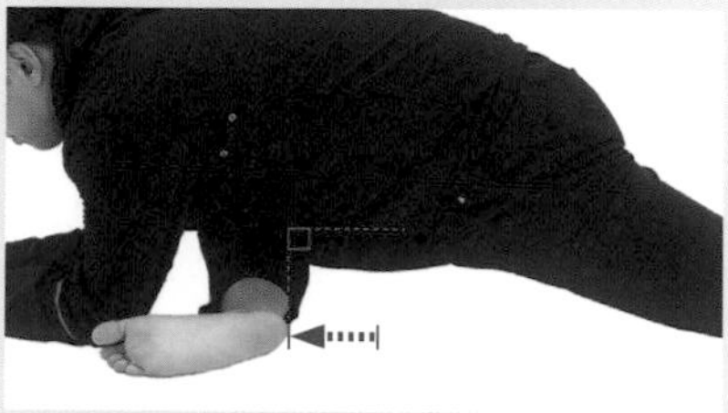

打横的小腿肚要呈 90 度。

**超超硬**

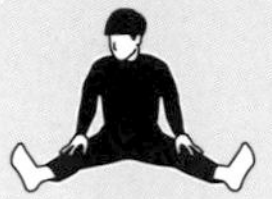

**雙腿打開未滿60～90度……**

# 同時伸展後背與臀部

## #伸展操12▼臀大肌伸展操（盤腿坐）

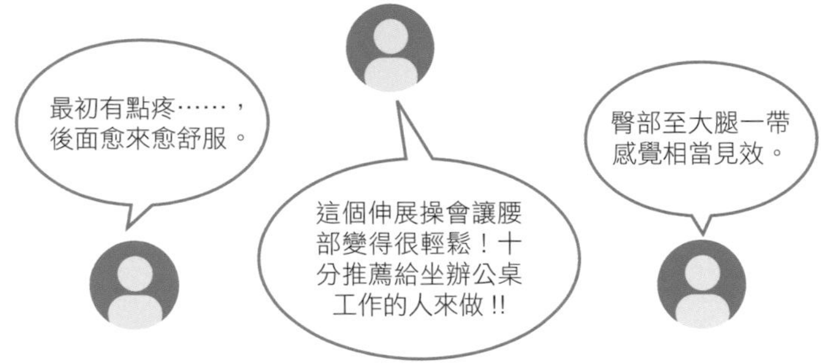
最初有點疼……，後面愈來愈舒服。
這個伸展操會讓腰部變得很輕鬆！十分推薦給坐辦公桌工作的人來做!!
臀部至大腿一帶感覺相當見效。

能夠盤腿坐的人，可用這個伸展操進一步伸展臀部。

我認為伸展操12會比伸展操11，更能伸展到臀部上方、靠近腰部之處。

因為這個伸展操藉由手肘往前伸出去，再將上半身拱起來的動作，能同時伸展到名為背闊肌的後背肌肉。

背闊肌與臀大肌相連結，所以同時拉開之後，即可更有效率地完成伸展動作。

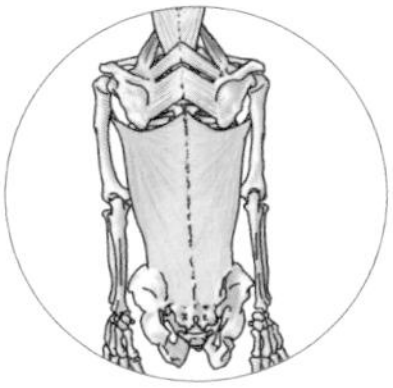

背闊肌

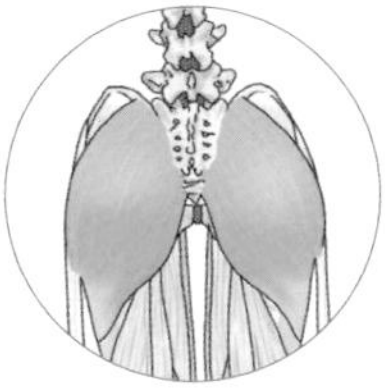

臀大肌

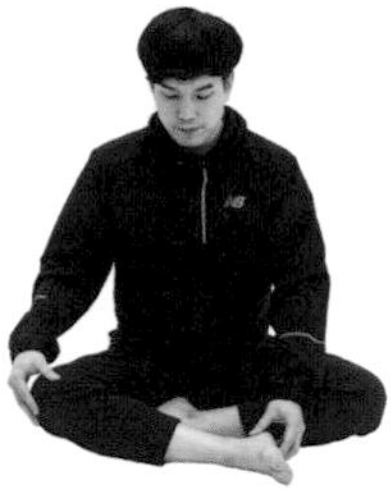

1 呈盤腿姿，稍微將右腳往前移動。

2 上半身往前傾，使雙肘在前方貼地。感覺舒服痛的時候停止動作！持續 30 秒。另一邊作法相同。

30 秒× 3 組

右側臀部會伸展開來。

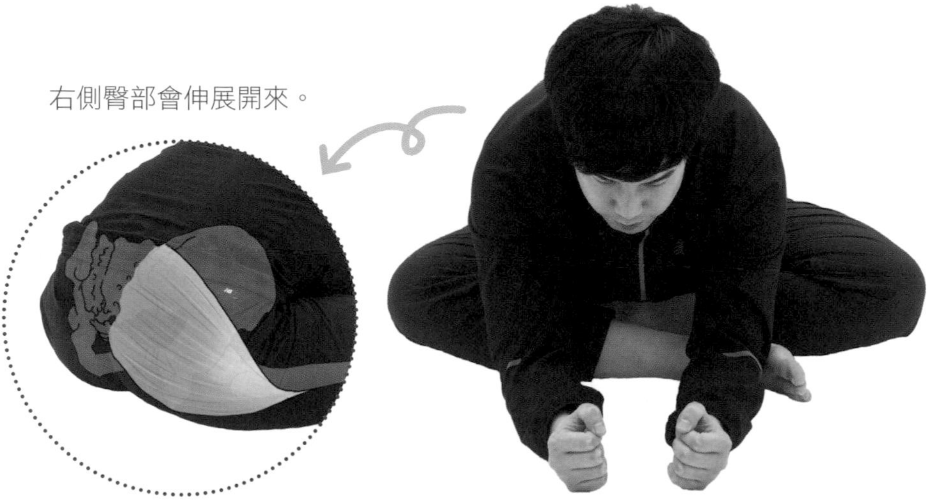

強人所難時… 降低困難度

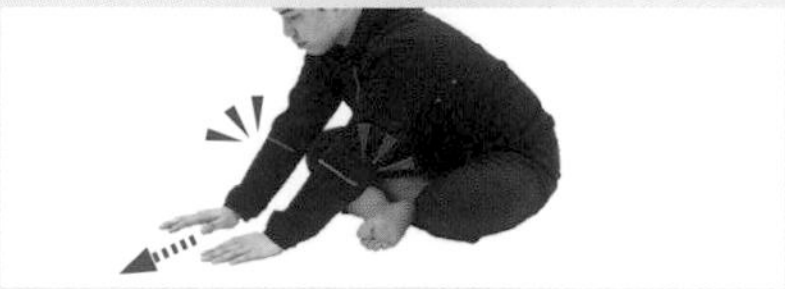

手肘不用貼地也沒關係。只不過雙手要盡量往前伸。

輕而易舉時… 提升困難度

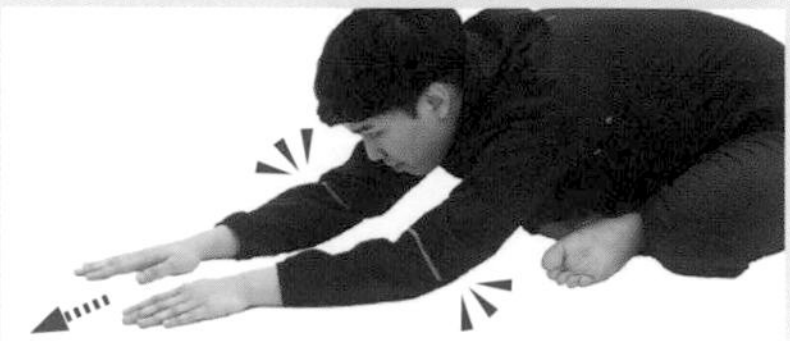

手肘貼地後要盡量向前伸。

超超硬

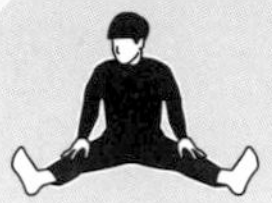

雙腿打開未滿60～90度……

# 單膝跪立伸展大腿內側

#伸展操13▼內收肌伸展操（單膝跪立）

身體一直發出嘎吱嘎吱聲……，感覺肩膀還有腰部都變輕鬆了。

除了大腿內側之外，連側腹也伸展開來，通體舒暢！

大腿內側很舒服地拉開來了！

以單膝跪立進行的大腿內側伸展操，難度比坐式伸展操低，因為大腿內側一定要夠柔軟才能坐著進行。

覺得伸展的程度還不夠的人，請右手叉腰後將腰部往下用力按壓。這樣一來，大腿內側的根部一帶，應該會有進一步拉開來的感覺。

覺得做這個姿勢有困難的時候，可以利用⬇降低困難度的作法，右手放在大腿上方（側邊）支撐，同時將上半身往右側傾倒。

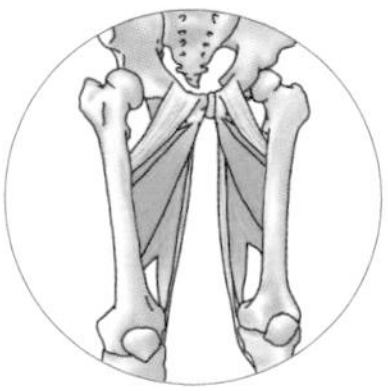

內收肌

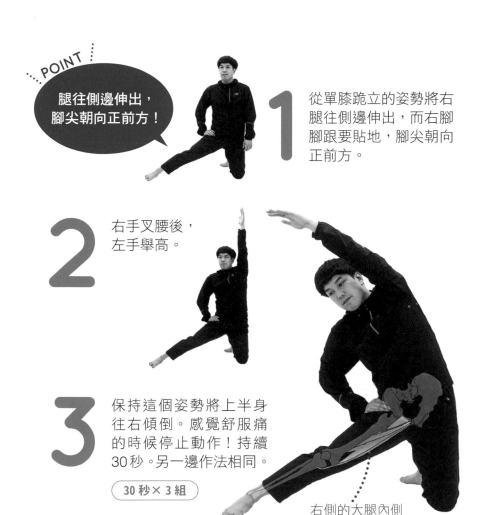

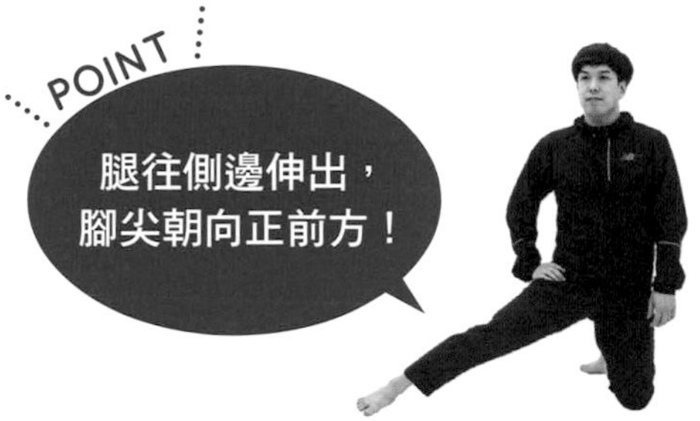
POINT
腿往側邊伸出，
腳尖朝向正前方！

1 從單膝跪立的姿勢將右腿往側邊伸出，而右腳腳跟要貼地，腳尖朝向正前方。

2 右手叉腰後，左手舉高。

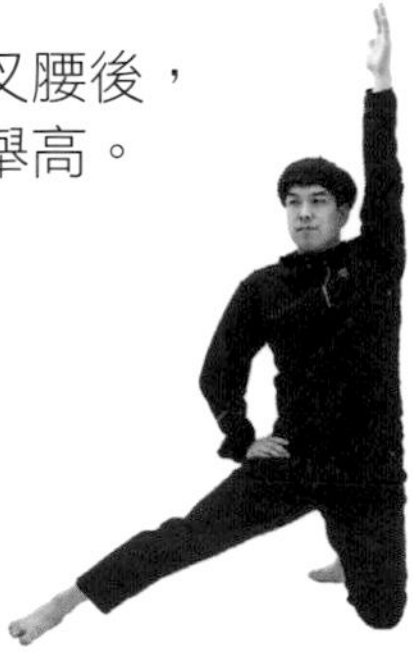

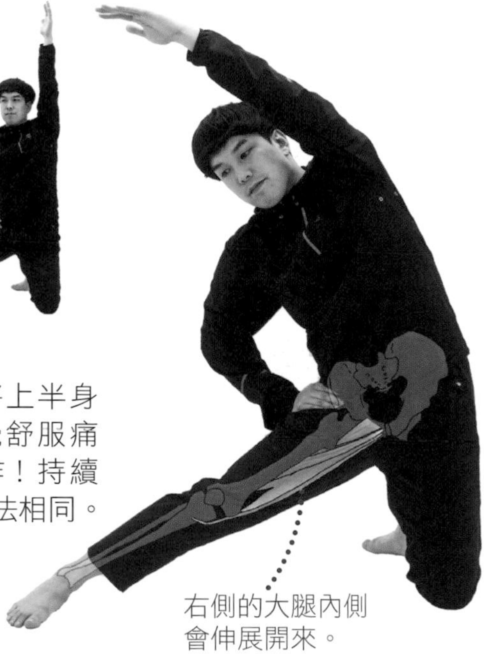
右側的大腿內側
會伸展開來。

3 保持這個姿勢將上半身往右傾倒。感覺舒服痛的時候停止動作！持續30秒。另一邊作法相同。

30秒×3組

強人所難時‥ 降低困難度

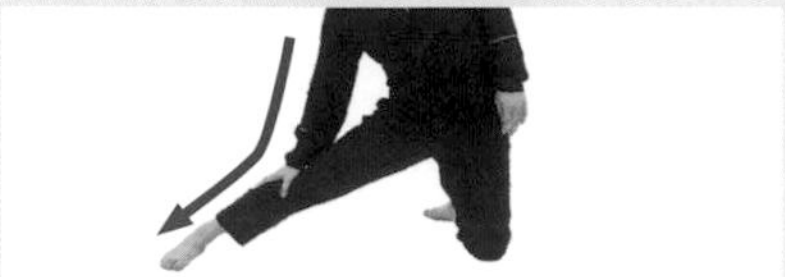

手不用叉腰，而是放在大腿側邊，再朝著腳踝移動加以伸展。

輕而易舉時… 提升困難度

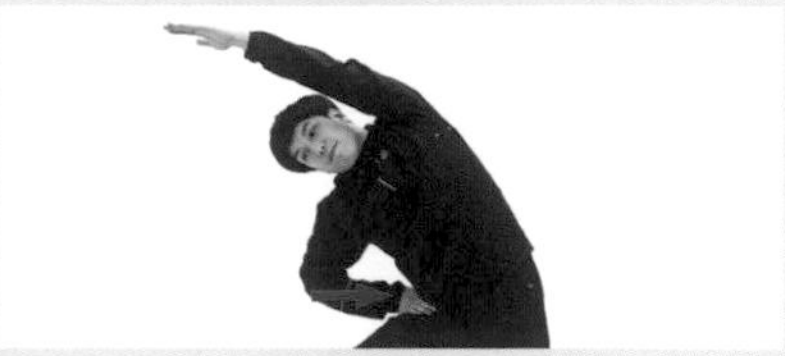

要用手用力往腰部壓下去。

超超硬

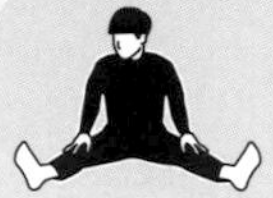

雙腿打開未滿60～90度……

# 徹底伸展大腿內側一帶

## #伸展操14▼內收肌伸展操（四足跪姿）

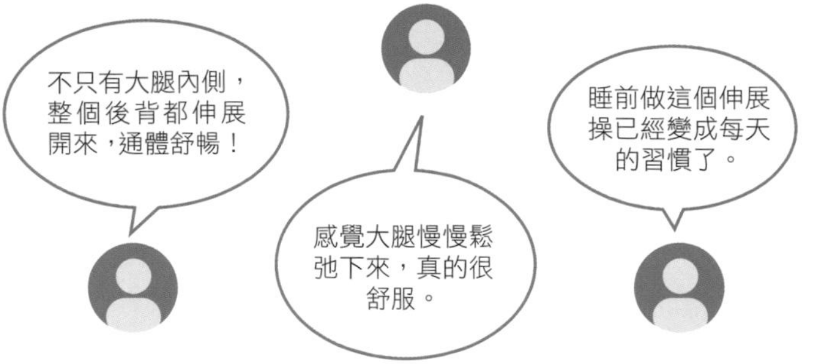

睡前做這個伸展操已經變成每天的習慣了。
感覺大腿慢慢鬆弛下來，真的很舒服。
不只有大腿內側，整個後背都伸展開來，通體舒暢！


呈四足跪姿之後，還能伸展到其他不同的部位。在五種內收肌當中，尤其能伸展到內收大肌。由於內收大肌位於大腿後側，因此大腿後側肌群的僵硬度，容易影響到內收大肌。

想將雙腿打開，必須將骨盆立起（回到正常的位置），這個伸展操也十分推薦骨盆實在無法立起時做做看。作法是，維持腰部稍微下凹的姿勢推高臀部。不過，關鍵在於控制捲縮起來的腰部（避免過度反折）。

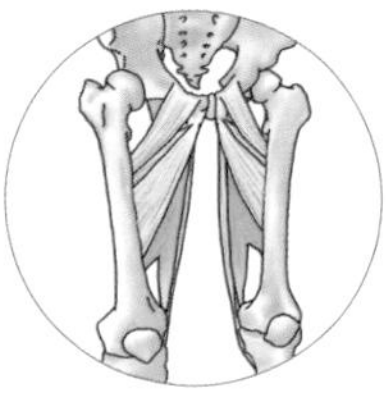

內收大肌

1 呈四足跪姿，雙肘貼地。

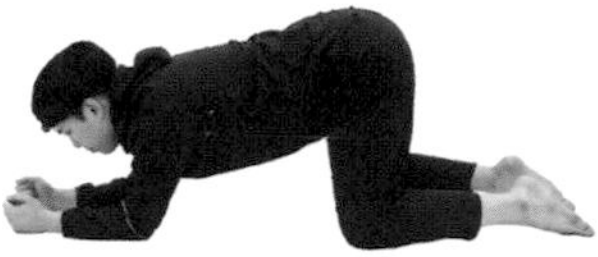

2 盡量分開兩腿的膝蓋。

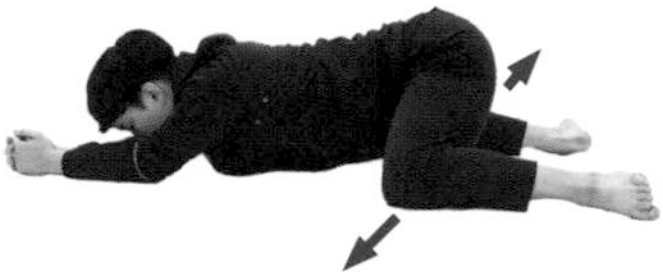

3 腰部稍微下凹、推高臀部。
感覺舒服痛的時候停止動作！
持續 30 秒。

30 秒× 3 組

POINT

**腰部稍微下凹、推高臀部。**

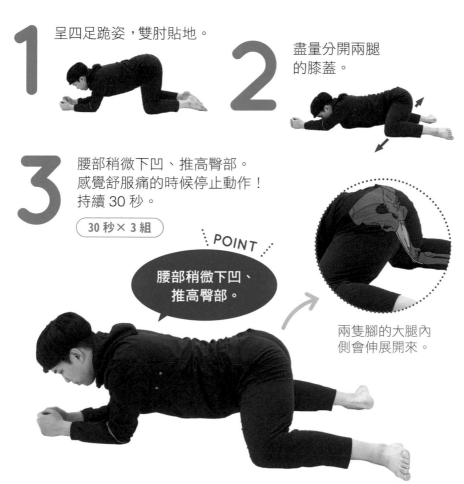

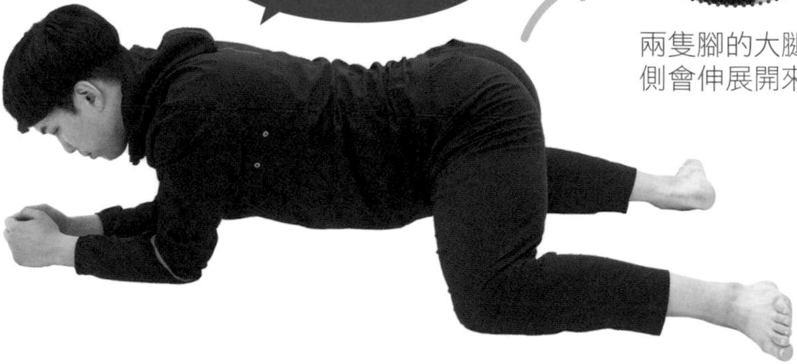

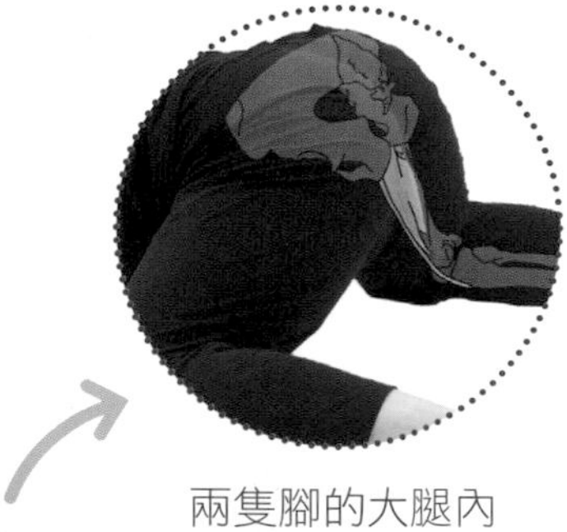

兩隻腳的大腿內側會伸展開來。

強人所難時‥ 降低困難度

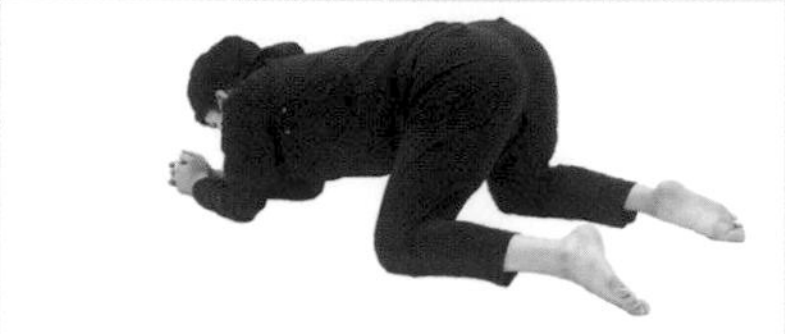

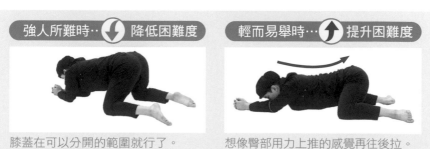

膝蓋在可以分開的範圍就行了。

輕而易舉時… 提升困難度

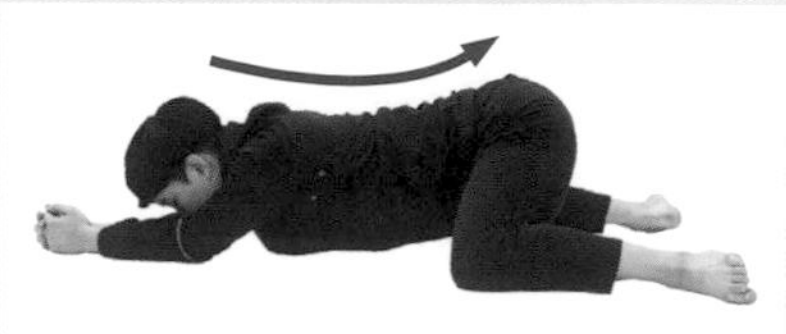

想像臀部用力上推的感覺再往後拉。

超超超硬

雙腿打開未滿0～60度

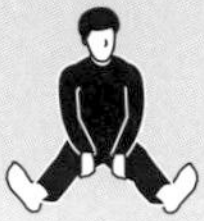

# 適合無法盤腿和L型坐直的人

## #伸展操15▼臀大肌伸展操（等長收縮）

沒想到單做這個伸展操也能流一身汗!!

乍看之下動作很單純，做了之後居然很有效！

家裡東西太多找不到空牆壁來做……最好只好待在門前做。

伸展操的姿勢怎樣都無法順利完成時，建議做做這個「等長收縮伸展操」。這個伸展操，利用了肌肉用力後會鬆弛的特性。

膝蓋向外打開的同時用手回壓（使力量相互抵消）的動作，即便沒有做出伸展的姿勢，也能伸展到肌肉，所以身體超超超硬的人一定做得到。

完全無法盤腿或雙腿打開、身體坐直的人，不妨試著做做看。

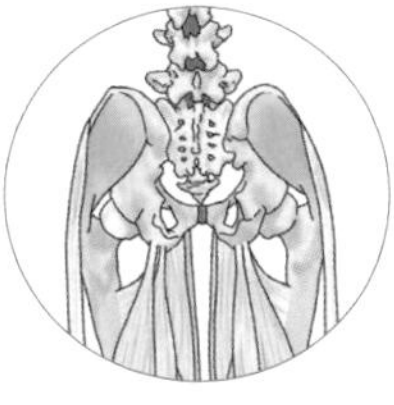

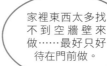

臀中肌

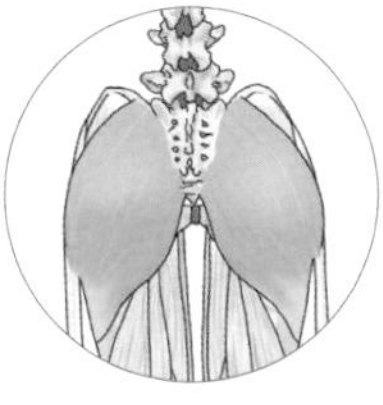

臀大肌

## 1

靠著牆壁，雙膝立起後坐下來。分別將手放在膝蓋外側。

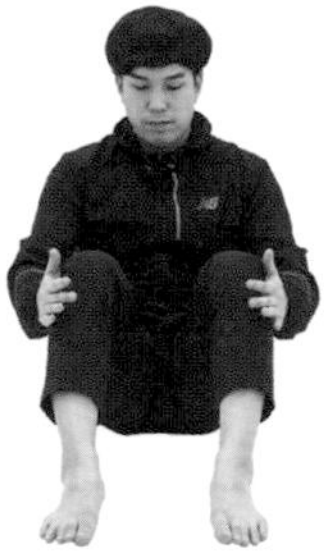

## 2

將膝蓋打開，同時用手將膝蓋圍起來。在力量互抵的狀態下停止動作！持續 10 秒。

**10 秒× 3 組**

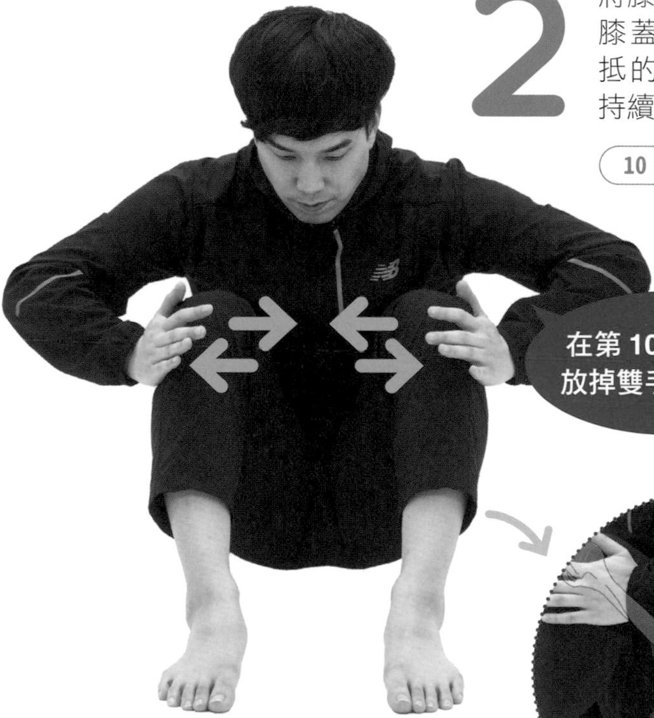

POINT

**在第 10 秒要瞬間放掉雙手的力量！**

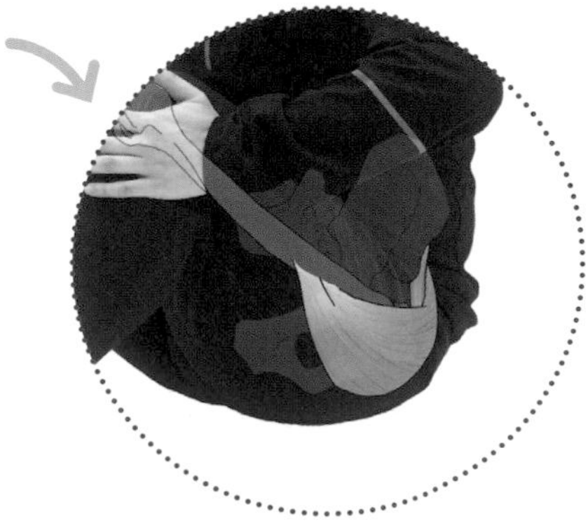

臀部會伸展開來。

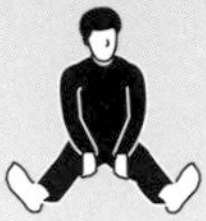

## 雙腿打開未滿0～60度

# 身體再硬的人也能打開膝蓋

### #伸展操16▼內收肌伸展操（等長收縮）

再來做做大腿內側的等長收縮伸展操。

即便膝蓋總是打不開的人，這個伸展操做完三組之後，也能稍微打得開了。

「原本我的膝蓋是打不開的，所以大腿內側這些地方也無法伸展開來……」，就算你是這樣的人也可以放心。

手碰不到膝蓋時，可將彈力球夾在膝蓋之間用力壓，這麼做同樣可以完成伸展動作。不過建議大家使用稍微大一點的彈力球，直徑要在十公分以上。

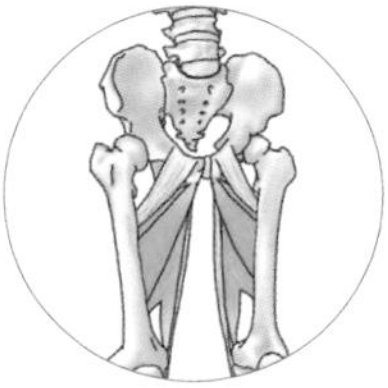

內收肌

持續做動作的期間，會有鬆弛開來的感覺！

放掉力量的瞬間感覺很舒服。

做完後膝蓋一時片刻會相當柔軟有彈性。

1 靠著牆壁，雙膝立起後坐下來。雙手交叉後放在膝蓋內側。

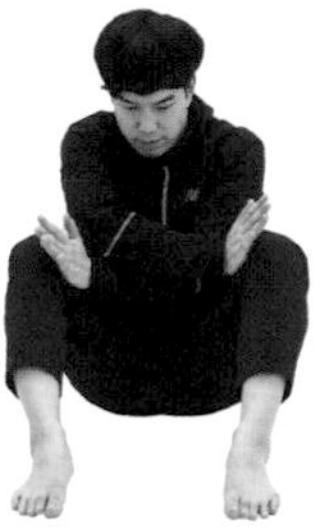

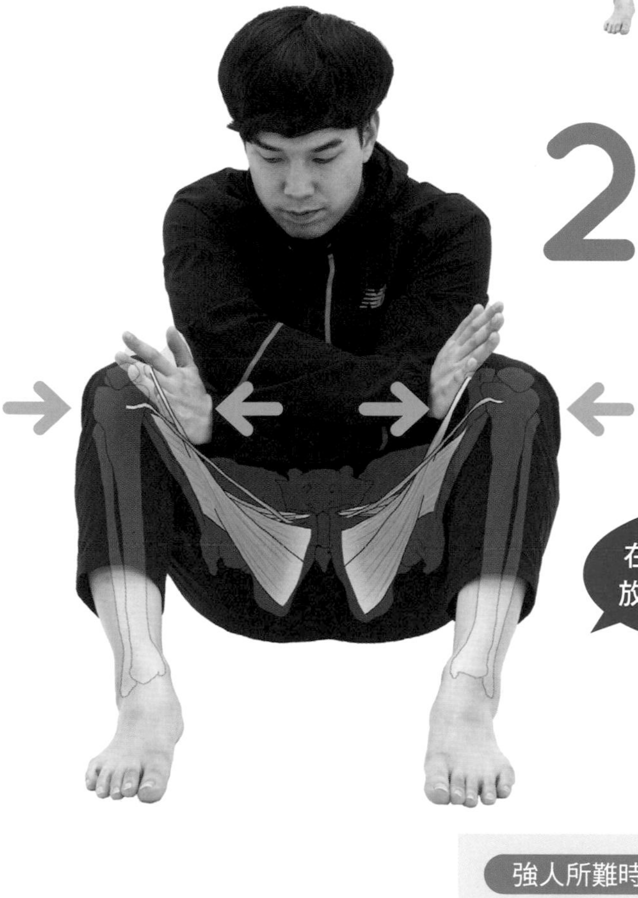

2 闔起膝蓋的同時用手打開膝蓋。在力量互抵的狀態下停止動作！持續 10 秒。

**10 秒× 3 組**

POINT

**在第 10 秒要瞬間放掉雙手的力量！**

**強人所難時‥ 降低困難度**

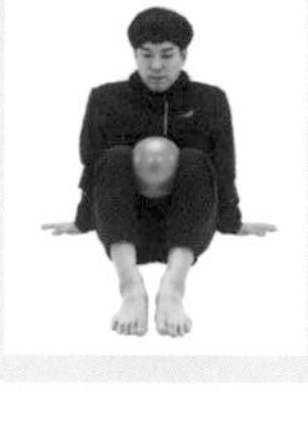

將彈力球夾在膝蓋之間用力擠壓看看。

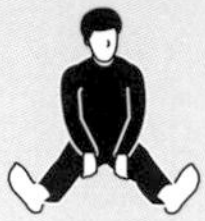

# 扭轉動作放鬆髖關節

#伸展操17▼放鬆髖關節

腳趾（尤其是大拇趾）會發出嗄吱嗄吱的聲音。難道這裡也是一直很僵硬嗎!?

骨盆咯吱作響。希望能矯正歪斜情形就好了！

正好可以邊看電視邊做伸展操

做完伸展操15、16之後，還是很難感覺到伸展操的成果時，不如先來好好放鬆整個髖關節吧！做完這個伸展操之後，髖關節就可以做出扭轉的動作了。

髖關節呈現圓形，也稱作球形關節。因為是圓形，所以並不穩定，而且附著許多肌肉。

藉由這個扭轉的動作全面活動的同時，還能使肌肉自然而然放鬆下來。

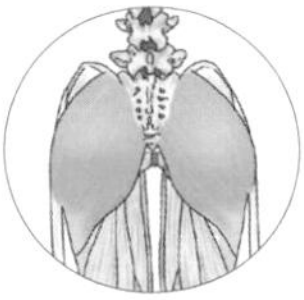

臀大肌

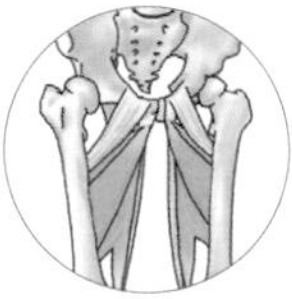

內收肌

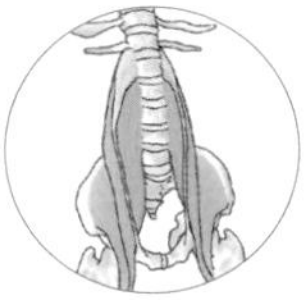

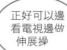

髂腰肌

1 靠著牆壁，立起雙膝坐下來。兩腳稍微向外張開。

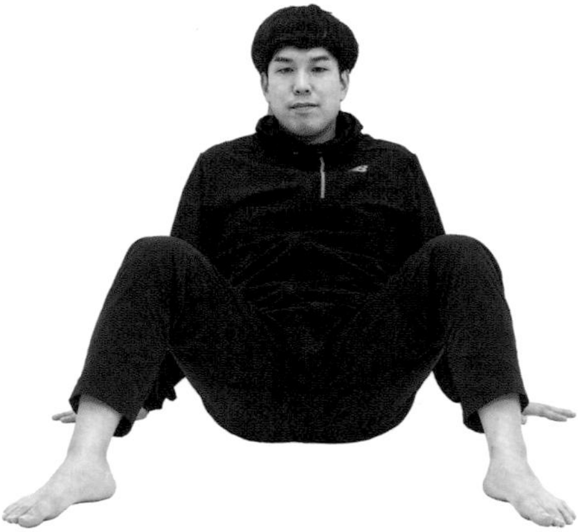

2 膝蓋輪流朝內側傾倒後，往地板靠近。左右大幅度活動的動作要持續 30 秒。

30 秒× 3 組

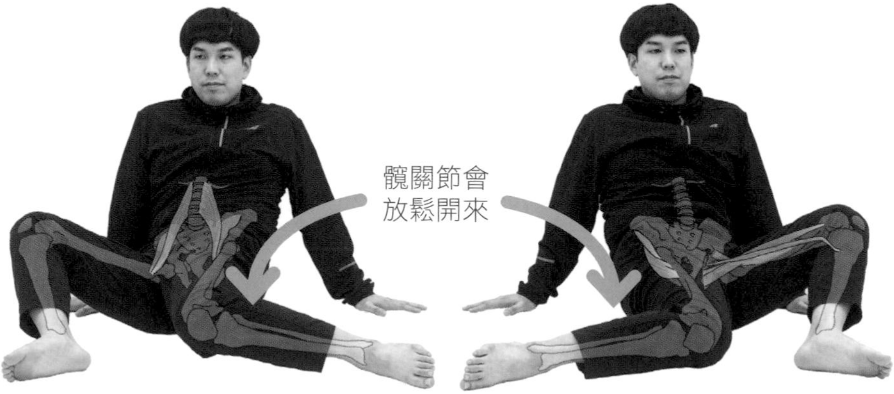


**輕而易舉時…提升困難度**

上半身盡量保持不動，從腰部以下要確實活動。

**超超超硬**

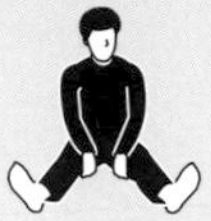

## 雙腿打開未滿0～60度

# 躺著動動雙腿，輕鬆伸展

**#伸展操18▼內收肌伸展操（躺著活動雙腿）**

在睡前做這個伸展操已經變成每天的習慣了。

每天持續做之後，可以看到雙腿的角度慢慢打開來，很有成就感！

直接躺著就能做的伸展操，太舒服了!!

現在來好好利用體重做伸展操吧！

不需要自己出力做伸展動作，所以做起來輕而易舉，有時還會愈拉愈開到無法控制的地步……。

以某種角度來說，這個伸展操可以充分伸展，所以很難將身體拉開來的時候，推薦大家可以試試這個作法。

將腳跟靠在牆壁上再調整打開的角度，好好伸展身體做到舒服痛的程度吧！

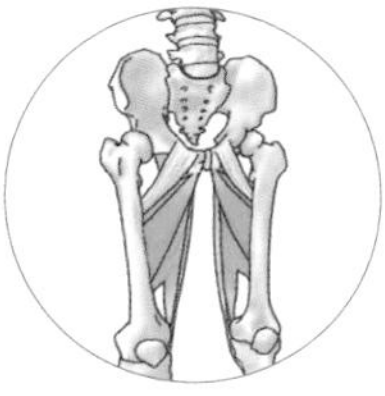

內收肌

## 1

呈仰躺姿，雙腿立起靠在牆壁上。臀部要距離牆壁約15cm 左右。

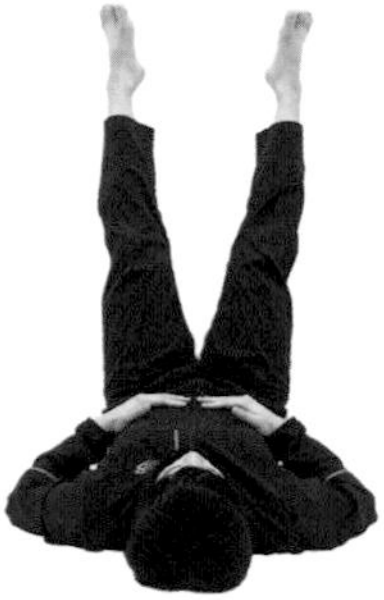

POINT

**臀部距離牆壁約15cm 左右。大概就是 1 個臀部的距離。**

## 2

保持腳跟靠在牆壁上的姿勢，往下滑動打開雙腿。感覺舒服痛的時候停止動作！持續 30 秒。

**30 秒× 3 組**

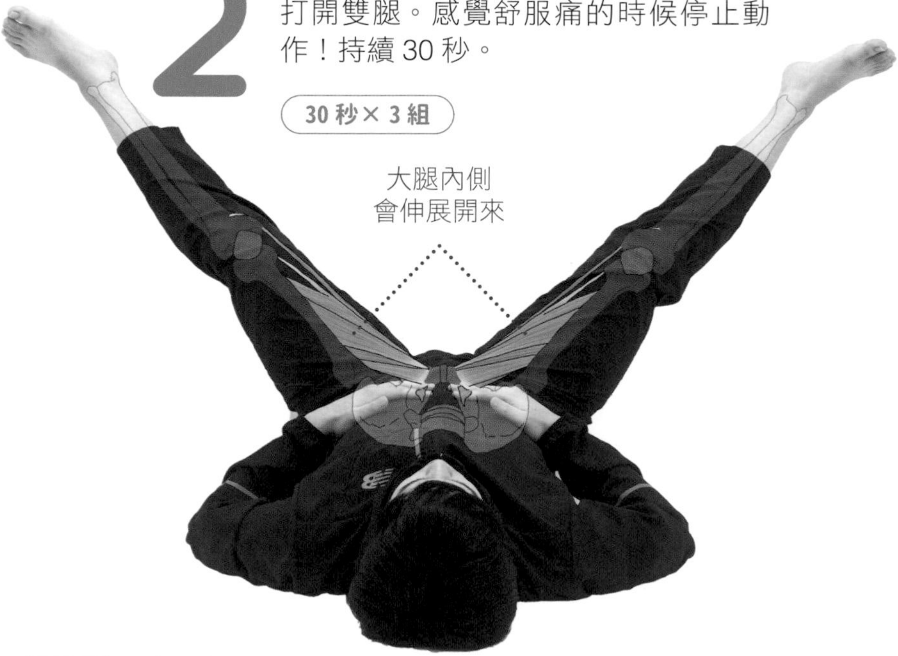


**強人所難時‥ 降低困難度**

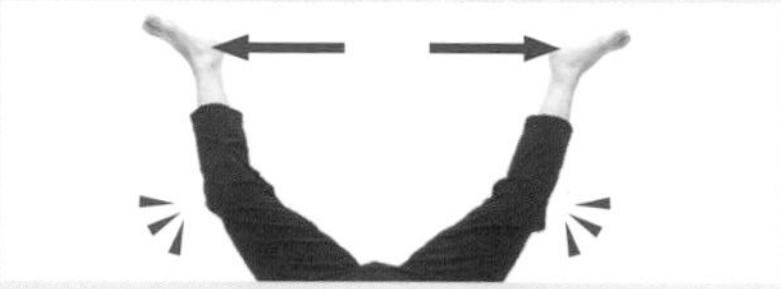

膝蓋彎曲也沒關係。盡量將雙腿打開試試看。

**輕而易舉時… 提升困難度**

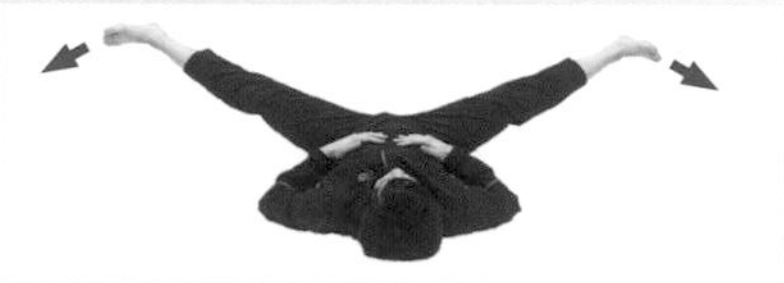

膝蓋要確實打直，並將腳尖朝向外側。

短短 10 秒前彎，即可大幅改變姿勢

# 找回大腿內側的柔軟度

這個伸展操還有另外一個名稱，叫作「折疊刀伸展操」，從站立的姿勢將手往下做前彎動作（站立體前屈），只要 10 秒就會發生相當大的變化。如此驚人的效果，請大家一定要來體驗看看。

**1** 站著將雙腿打開與肩同寬，雙膝微微彎曲後，用雙手牢牢抓住大腿。

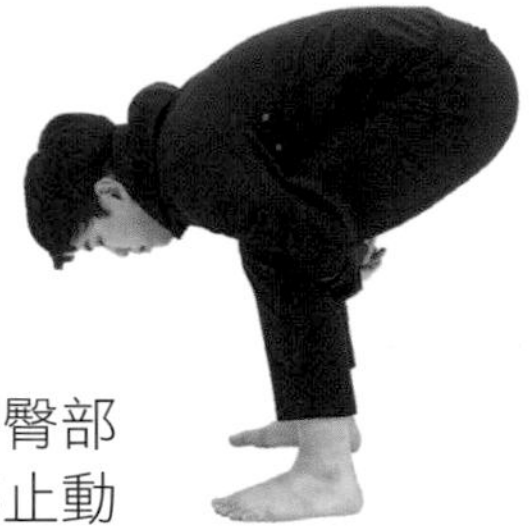

**2** 保持這個姿勢將頭低下去，再將臀部往上抬高。感覺舒服痛的時候停止動作！持續 10 秒的時間。

10 秒

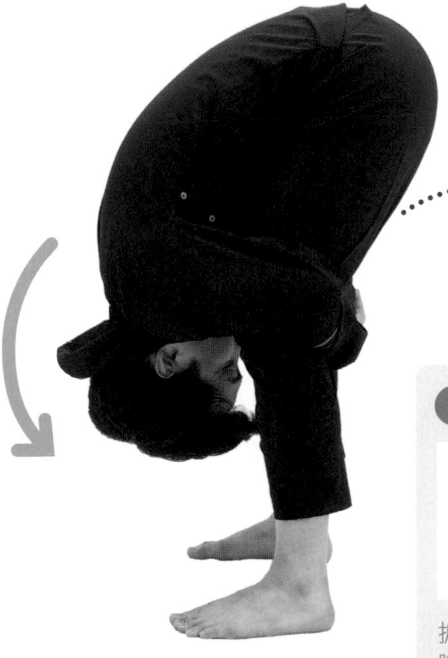

大腿後側會完全伸展開來。

**輕而易舉時…提升困難度**

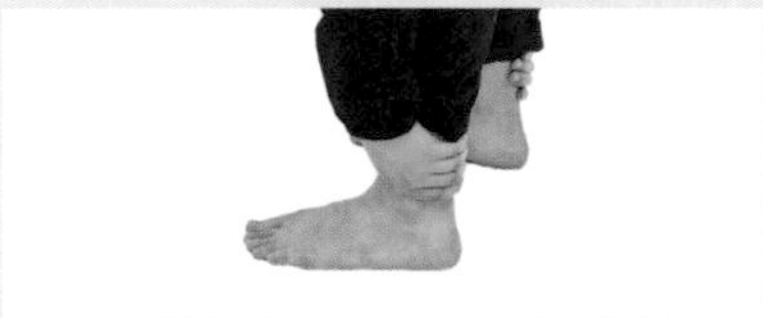

抓住大腿的動作很難做到的人，抓著腳踝也沒關係。

# PART 3

## 不同部位的伸展操

# 讓「肩胛骨」變柔軟！

## 理想的柔軟度，是手肘要抬高超過鼻子！

要想完全顯現伸展操的效果，依序進行最重要。
請按照大肌肉→小肌肉的順序做伸展操。

- 「超硬」的人 ▶ 依序做伸展操 19 → 20 → 21
- 「超超硬」的人 ▶ 依序做伸展操 22 → 23 → 24
- 「超超超硬」的人 ▶ 依序做伸展操 25 → 26 → 27

身為一個飽受肩膀痠痛所苦的人，這個伸展操做完馬上見效，真是太感謝了。

工作空檔也能坐著進行，這點最叫人開心！

除了我之外，應該也有人頸部痠痛到不行才對，所以一開始做的時候，最好不要勉強。

超硬

手肘靠攏後只能抬高超過下巴……

# 立刻舒展僵硬的肩頸部位

## #伸展操19▼上斜方肌伸展操

上斜方肌是附著在肩胛骨至頸部的肌肉。以駝背等導致脖子往前伸的情況來說，由於成年男性的脖子隨時都得用力支撐平均重達6．7公斤的頭部，故肩頸很容易就會變得硬梆梆。

當手放在腰上，只要放掉肩膀的力量，就能明顯感到手臂伸展開來。假使這麼做還是覺得很難伸展開來，手就不要放在腰上，改成往地板的方向垂放，相信這麼做就會有拉開的感覺了。

請大家要徹底伸展，直到舒服痛的程度。

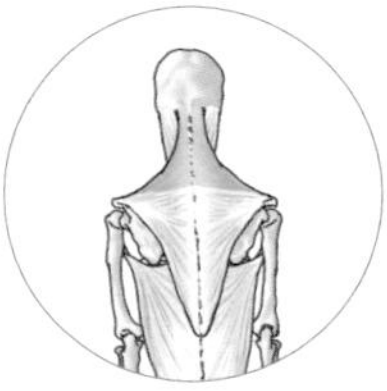

上斜方肌

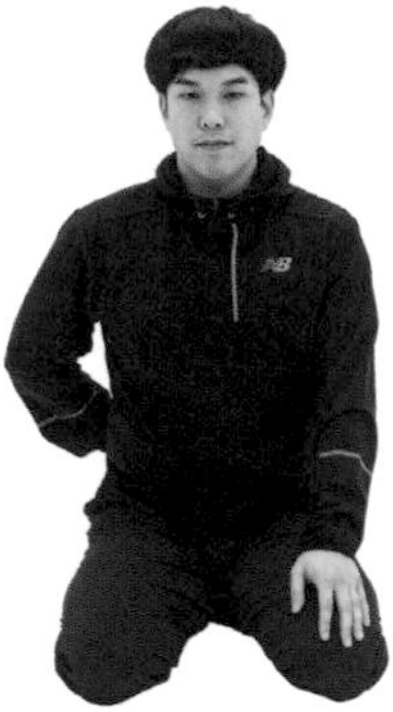

1 跪坐或是坐在椅子上，右手背放在腰上。

2 左手放在右耳上方，往側邊（左邊）拉。感覺舒服痛時候停止動作！持續30秒。另一邊作法相同。

30秒×3組

POINT

左手放在耳上方

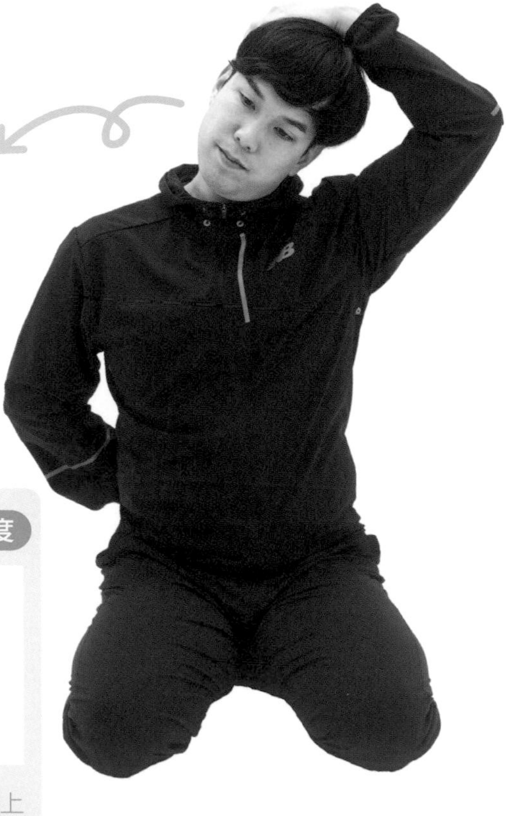

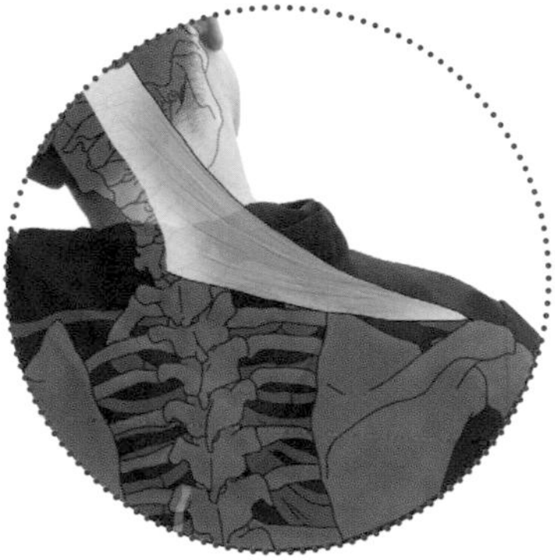

右側頸部～肩胛骨一帶會伸展開來。

強人所難時‥ 降低困難度

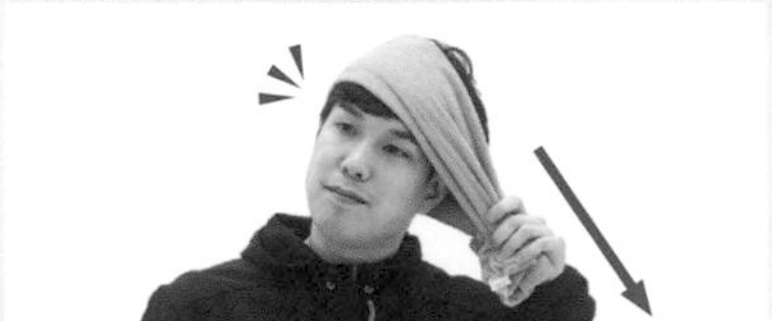

手碰不到的時候，可將毛巾套在頭上用力拉。

超 硬

手肘靠攏後只能抬高超過下巴……

# 輕拉肩膀周圍，放鬆一下！

## #伸展操20▼上斜方肌內側纖維伸展操

頸部可以很舒服地伸展開來！

肩膀痠痛的情形變得輕鬆許多。

每次做完思緒就會變得很清晰，可以提振精神 !!

上斜方肌存在所謂內側纖維的組織，針對這個部位再分區進行伸展之後，肩膀周圍會變得更輕鬆。和伸展操19相較之下，應該會覺得有伸展到偏後側的部位。

當肌肉沿著纖維伸展開來之後，伸展操的效率才會更好。內側纖維位在偏內側的位置，所以不要往側邊拉，而要往斜前方拉，這樣才能沿著纖維伸展開來。請大家在伸展的同時，要一面聯想著肌肉來做。

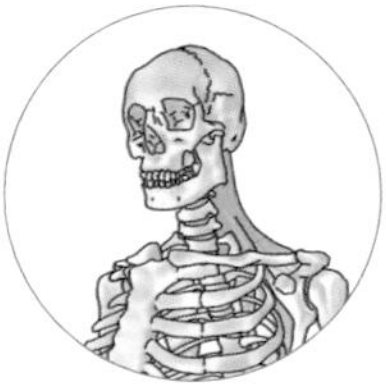

上斜方肌內側纖維

1

和伸展操 19 一樣跪坐或是坐在椅子上，右手背放在腰上。

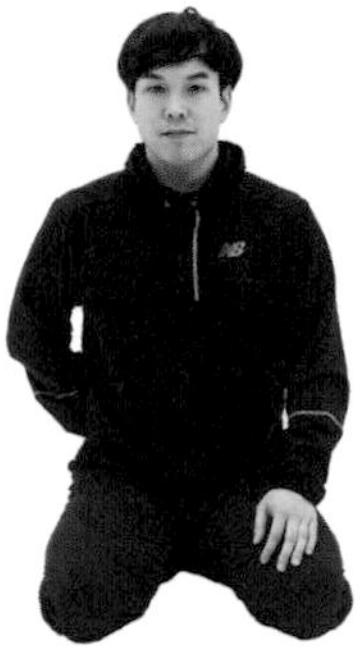

2

左手放在右耳上方偏後側的地方，再往左斜前方拉。感覺舒服痛時候停止動作！持續 30 秒。
另一邊作法相同。

30 秒 × 3 組

POINT

左手放在右耳上方偏後側的地方，再往左斜前方拉

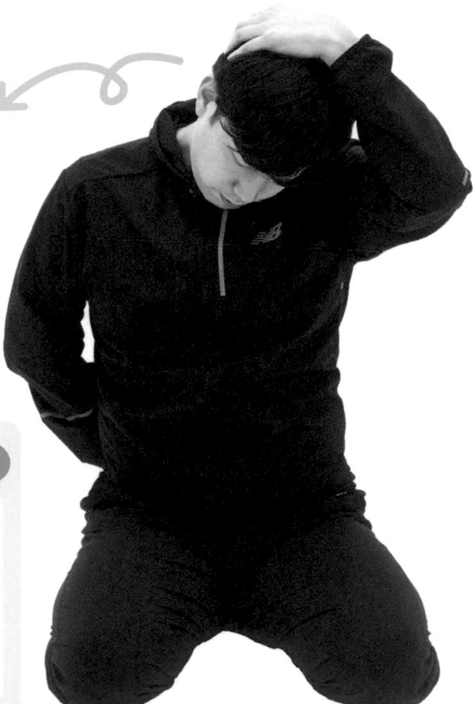

右側頸部～肩胛骨一帶會伸展開來。

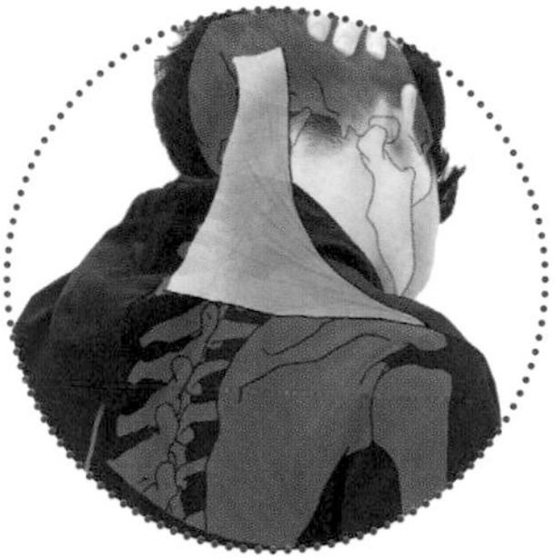

強人所難時‥ 降低困難度

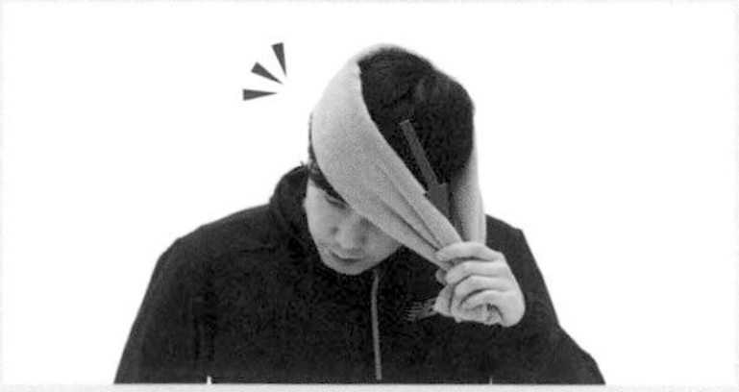

手碰不到的時候，可將毛巾套在頭上用力拉。

超 硬

## 手肘靠攏後只能抬高超過下巴的人

# 讓肩膀一口氣擺脫負擔

### #伸展操21▼中斜方肌伸展操

好像對胸部也很有益處，整個人好輕鬆。

感覺有直接作用在肩膀上！

持續做的期間，肩膀變得可以活動自如了！

斜方肌這個大肌肉，分成上、中、下三個區塊。因此要分別針對每個區塊進行伸展，否則肌肉會變得很難伸展開來。

中斜方肌的伸展姿勢相當吃力，屬於非常難以伸展開來的肌肉，因此也容易變硬，不過當這個區塊變柔軟之後，肩膀就會一下子輕鬆起來。

覺得動作很吃力的人，不妨從「超超超」↓「超超」↓「超」的順序進行，慢慢地挑戰看看！

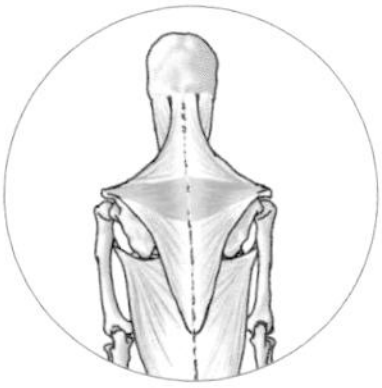

中斜方肌

POINT

**右手背放在側腹部一帶**

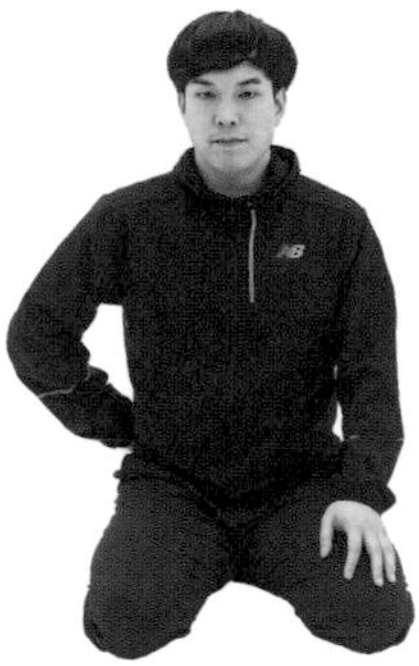

# 1

跪坐或是坐在椅子上，將右手背放在腰上。但要比伸展操 19、20 放在更靠外側的側腹部一帶。

# 2

用左手抓著右肘，再往前拉。感覺舒服痛時候停止動作！持續 30 秒。
另一邊作法相同。

**30 秒× 3 組**

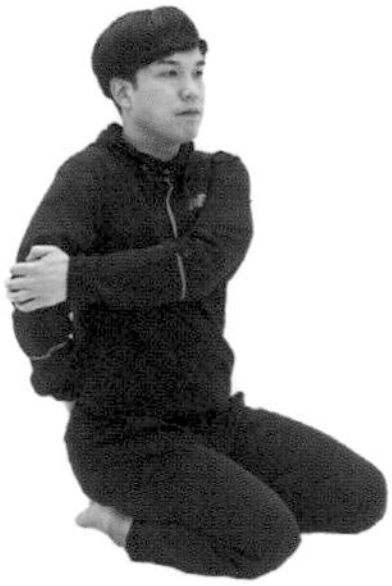

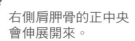

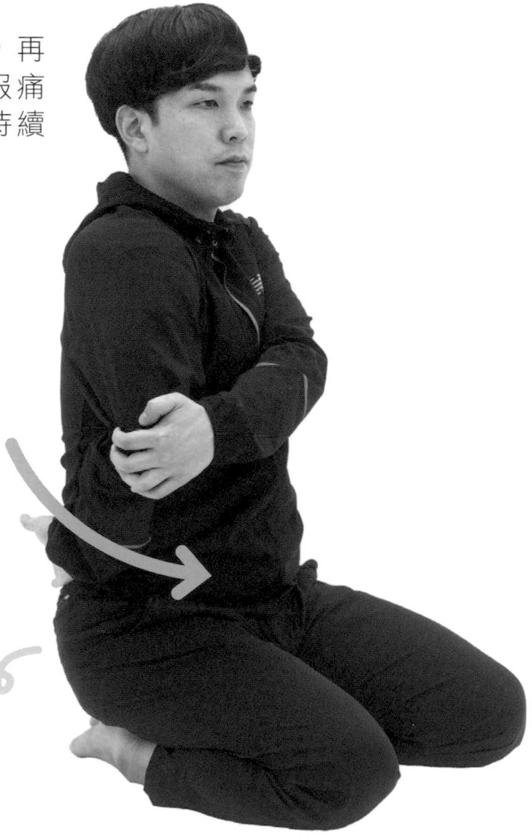

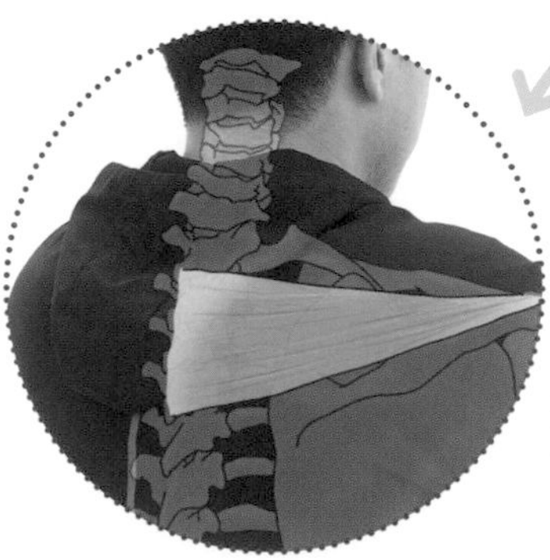

右側肩胛骨的正中央會伸展開來。

超超硬

手肘雖然可以靠攏，卻無法抬高超過下巴……

# 放鬆肩膀周圍的小肌肉

#伸展操22 ▼提肩胛肌伸展操

做完這個伸展操之後，頭的根部變輕快了。

最適合在想要轉換心情時做一下。

肩膀沈甸甸時，常做這個伸展操應該會很有幫助。

提肩胛肌是位在斜方肌附近的小肌肉。與伸展操20十分類似，不過伸展的部位會比較靠近頭部。

由於提肩胛肌的作用是為了將肩胛骨往上拉，所以聳肩或是駝背的話，這裡的肌肉就會出於時不時用力而變成經常性僵硬。

手往後的話，斜方肌就會伸展開來，所以要讓手的位置往前移動。而且肩胛骨上長有許多肌肉，因此巧妙地變換位置就會伸展到不同的肌肉，這就是肩胛骨周圍伸展操的特色。

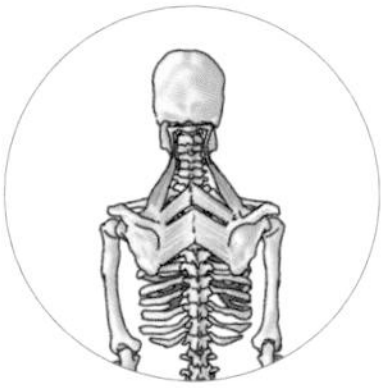

提肩胛肌

1 跪坐或是坐在椅子上。右手放在膝蓋上，左手放在後腦杓稍微偏右側的地方。

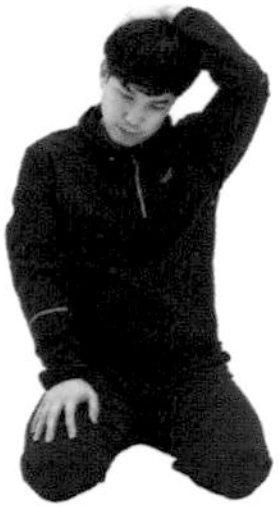

2 將頭往左斜前方拉。視線看向左膝。感覺舒服痛時候停止動作！持續 30 秒。
另一邊作法相同。

30 秒× 3 組

POINT
視線看向左膝

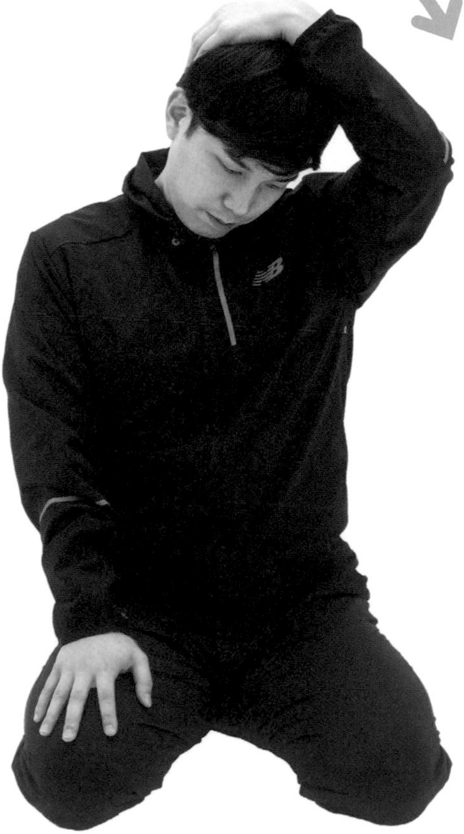

右側頸部的後方會伸展開來。

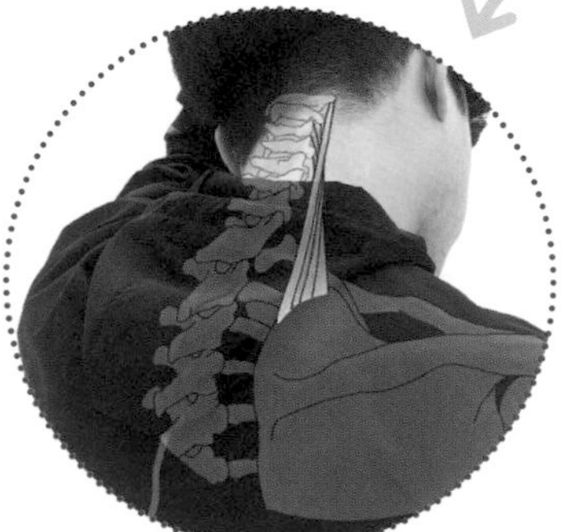

超超硬

手肘雖然可以靠攏，卻無法抬高超過下巴……

# 解開頸部周圍的沉重枷鎖

#伸展操23▼頭夾肌伸展操

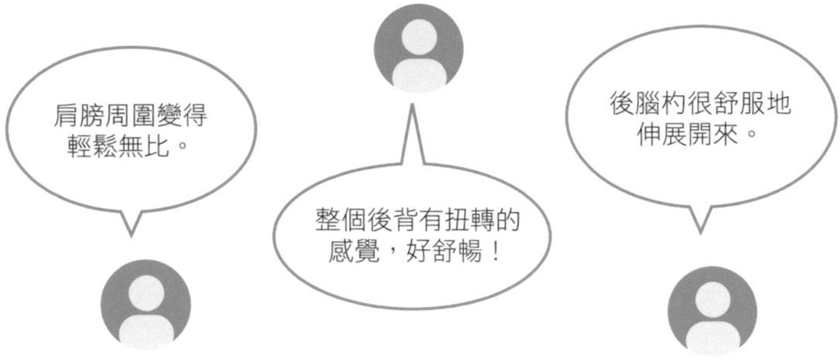
後腦杓很舒服地
伸展開來。
整個後背有扭轉的
感覺，好舒暢！
肩膀周圍變得
輕鬆無比。

頭夾肌是位於後腦杓～頸部的肌肉，做這個部位的伸展操讓肩胛骨周圍變柔軟，也是相當重要的一環。

由於能將長在後腦杓的肌肉伸展開來，所以十分推薦給因頸椎過直，宛如頸部套上重重枷鎖的人來做。另外這個伸展操對於偏頭痛也很有效果。

只要感覺到從耳朵後方一帶到後頸部，整個都有伸展開來的感覺，即代表伸展操做得很確實。

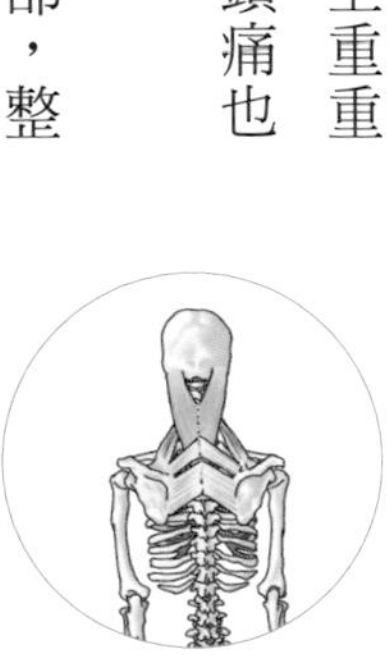

頭夾肌

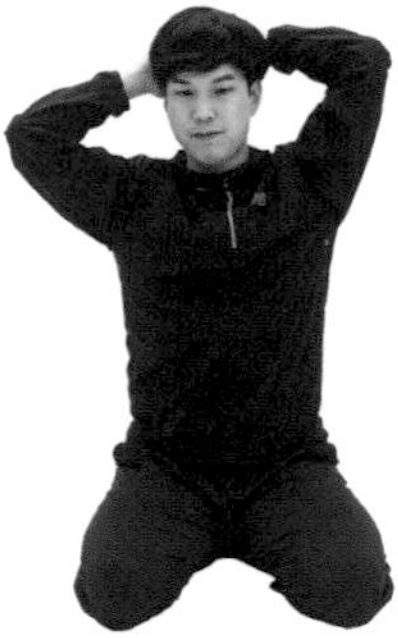

**1** 跪坐或是坐在椅子上，十指交握，放在後腦杓上。稍微偏向右側。

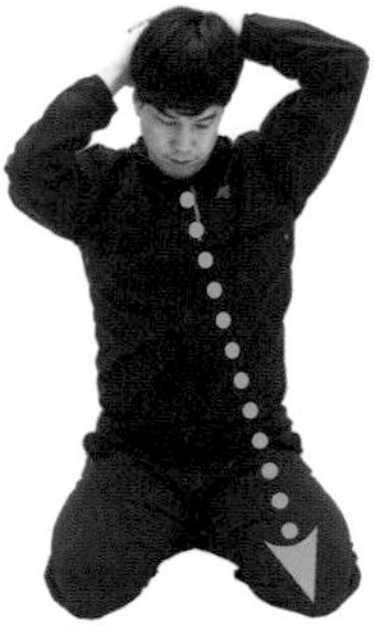

**2** 用雙手將頭拉往左斜前方。視線看向左膝。

**3** 接下來要轉身看向外側。感覺舒服痛時候停止動作！持續 30 秒。另一邊作法相同。

30 秒× 3 組

POINT

**轉身看向外側**

右邊的後腦杓會伸展開來。

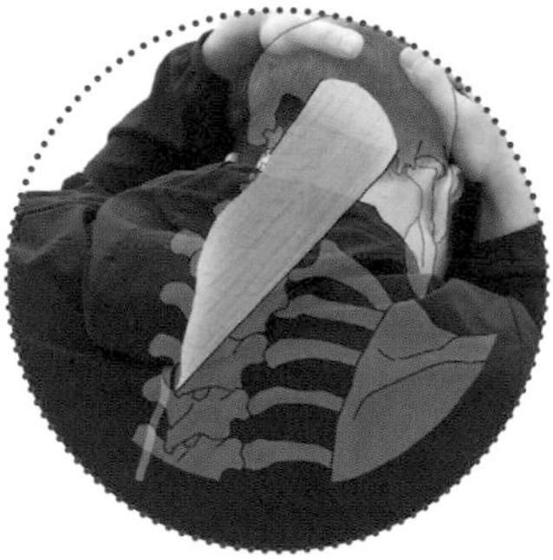

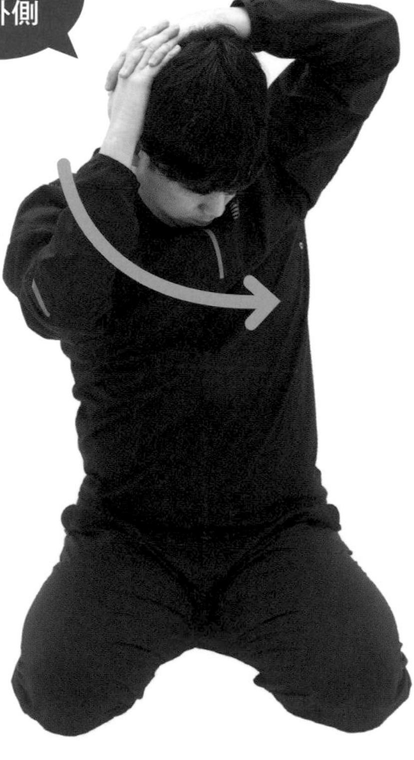

**強人所難時‥ 降低困難度**

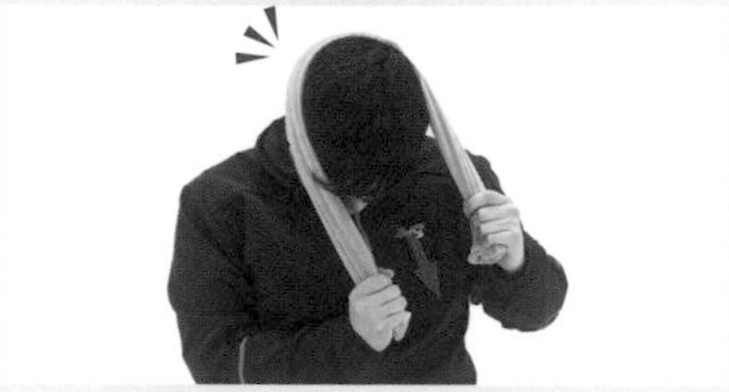

手碰不到的時候，可將毛巾套在頭上用力拉。

超超硬

手肘雖然可以靠攏，卻無法抬高超過下巴……

# 改善鎖骨的活動情形

#伸展操24 ▼胸鎖乳突肌伸展操

頸部側邊感覺緊緊的，做完後好舒暢！

脖子比過去更能活動自如了。

和以前相比，不再因為肩膀痠痛引發頭痛了，可能歸功於這個伸展操!?

胸鎖乳突肌正如其名，就是從位於胸部的鎖骨連接至位於後腦杓的乳突，呈現細長狀的肌肉。此處的肌肉會在轉向側邊時發揮作用，就是落枕時經常會痛的地方。

長在鎖骨上是極大關鍵，因為鎖骨的活動會對肩胛骨造成極大影響，所以只要胸鎖乳突肌一變硬，連帶肩胛骨的活動也會變差。乍看之下似乎毫無關聯的鎖骨，其實和頸部、肩膀及後背一樣，都必須維持在柔軟的狀態。

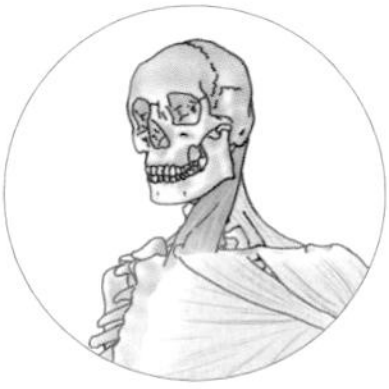

胸鎖乳突肌

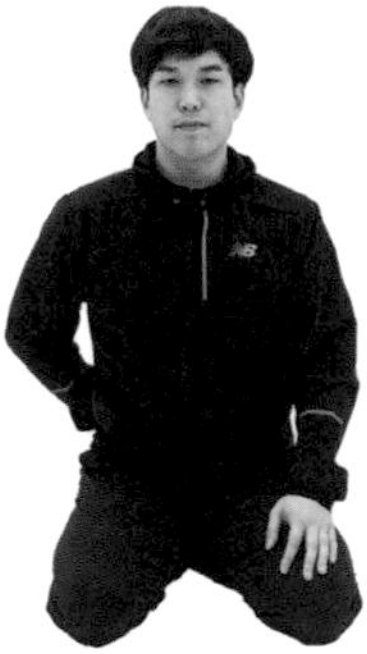

1 跪坐或是坐在椅子上，右手背放在腰上，左手放在膝蓋上。

2 視線看向左斜後方的地板上。上半身保持朝向正前方的姿勢，只有頸部以上能動。感覺舒服痛時候停止動作！持續 30 秒。另一邊作法相同。

30 秒× 3 組

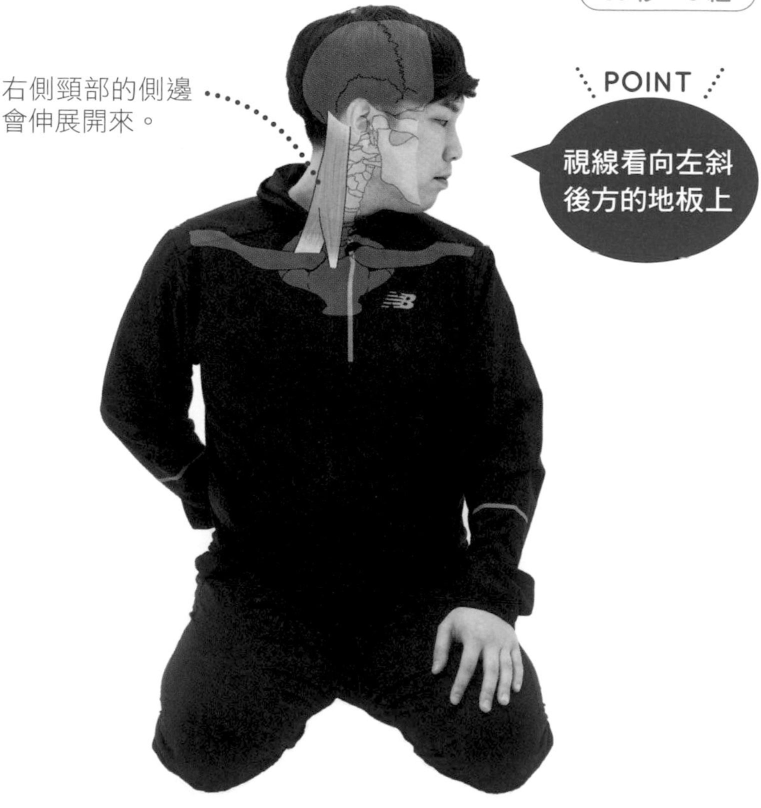
右側頸部的側邊
會伸展開來。
POINT
視線看向左斜
後方的地板上

超超超硬

手肘根本無法靠攏……

# 伸展背部大塊肌肉，放鬆手臂

## #伸展操25 ▼背闊肌伸展操

這個伸展操每天做下來，手臂變得容易轉動了。

手臂根部很緊繃，痛得不得了……，不過接下來就慢慢變得很舒服了。

腋下充分伸展後，真的感覺很舒服！

適合身體超超超硬的人來做的伸展操，每一種都會伸展到大肌肉。

一開始會伸展到的背闊肌，正如其名，就是後背最大塊的肌肉。當背闊肌因為長時間久坐，或是呈現駝背以及肩膀內縮等不良姿勢後，馬上就會變得硬梆梆。

背闊肌是從臀部經由肩胛骨一路長到手臂的肌肉，所以要充分伸展才行。做完後手臂會變得很輕鬆，因此十分推薦給無法高舉雙手的人來做。

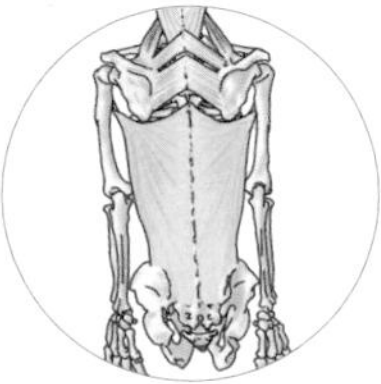

背闊肌

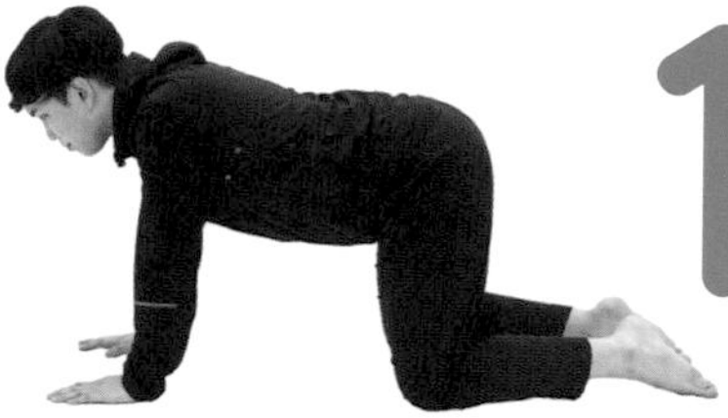

1 呈四足跪姿。手掌須位在肩膀真下方，膝蓋要位於臀部正下方。

2 左膝貼地後，右手要在左手的延長線上伸直。感覺舒服痛時候停止動作！持續 30 秒。另一邊作法相同。

30 秒× 3 組

POINT

右手在左手的延長線上伸直！

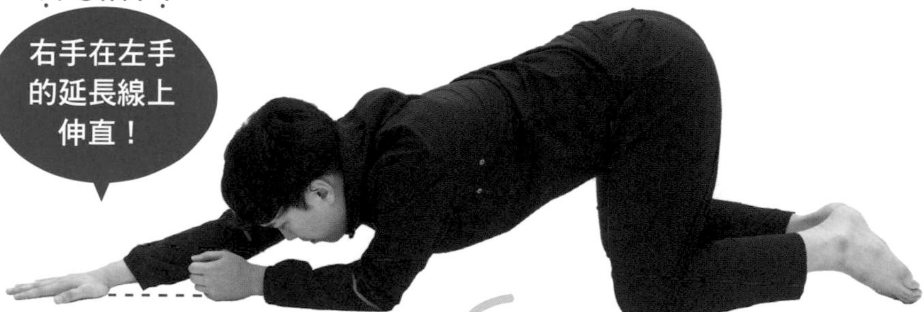

右側腋下～後背會伸展開來。

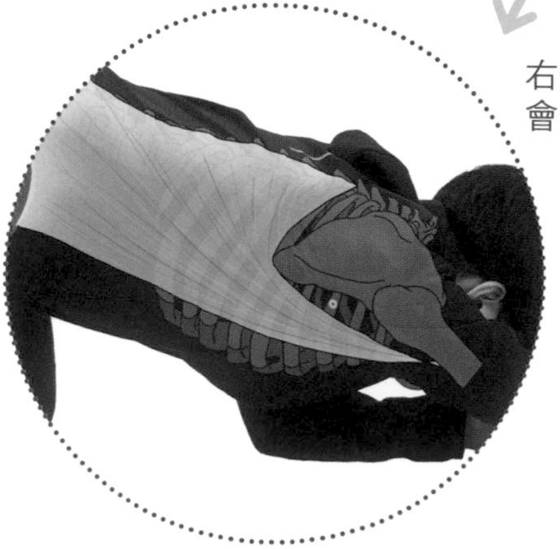

輕而易舉時…提升困難度

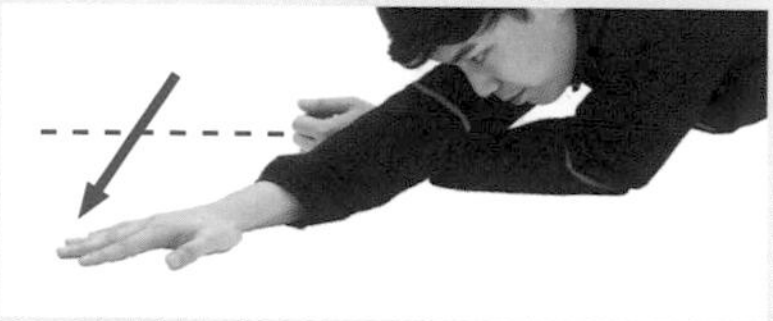

右手要從左手的延長線上交叉後繼續往前伸直。

**超超超硬**

手肘根本無法靠攏……

# 使容易緊繃的肌肉暢快鬆弛

**#伸展操26** ▼菱形肌伸展操

平時雖然不會肩膀痠痛，卻讓我第一次察覺到肩胛骨十分緊繃這件事。

做完之後，才完全了解自己的頸部一直在用力。

終於明白肩胛骨鬆弛後是什麼感覺了！

菱形肌是去美容中心給人按摩時會覺得很舒服的部位，就是長在肩胛骨內側呈菱形的肌肉。只要經常坐辦公桌工作，馬上就會緊繃起來，讓人覺得很不舒服。

做伸展操時需要一些小技巧，要將在胸前形成的橢圓形想像成雞蛋，將手推出去以免壓碎雞蛋，這樣才能進一步伸展開來。

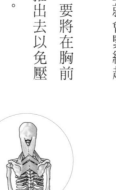

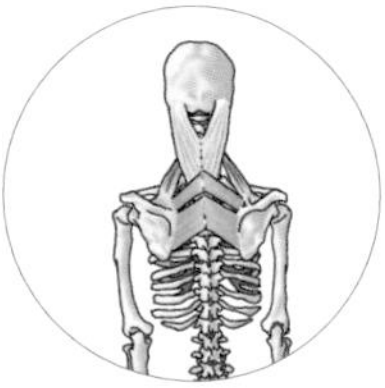

菱形肌

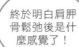

1

跪坐或是坐在椅子上，做出向前
看齊的姿勢後十指交握。

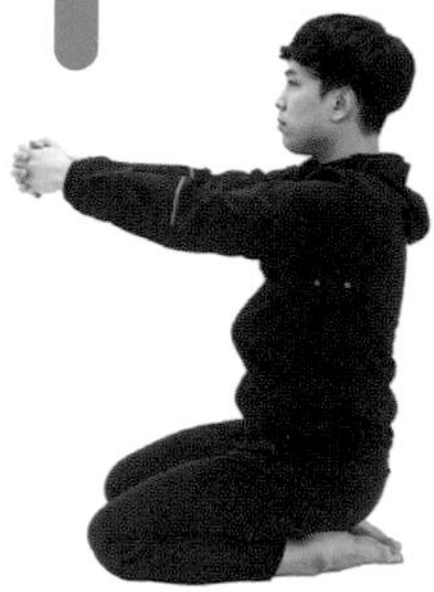

2

在胸前做出椭圓形的圓圈，維持
這個姿勢將手往前推出去。同時
將胸部往後拉，使後背拱起來。
感覺舒服痛時候停止動作！持續
30 秒。

30 秒× 3 組

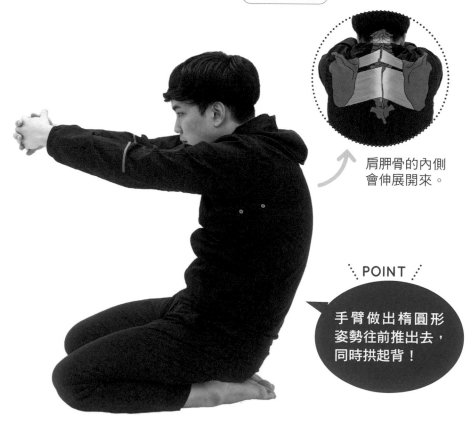

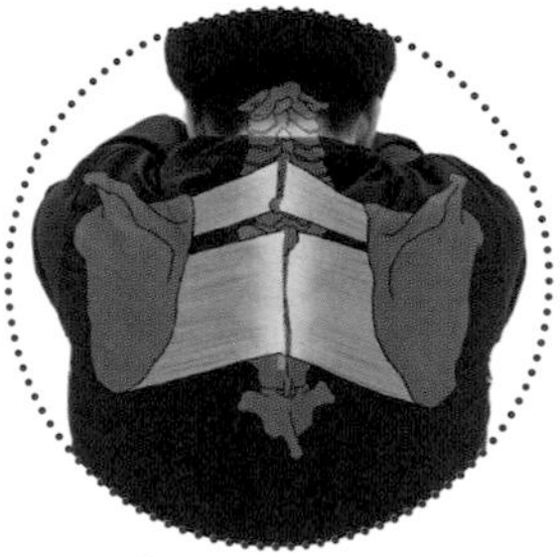

肩胛骨的內側
會伸展開來。

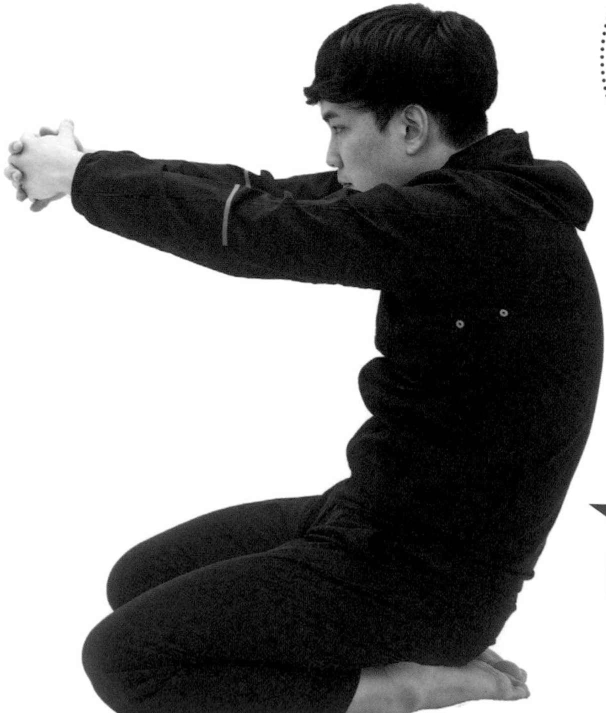

POINT

**手臂做出椭圓形
姿勢往前推出去，
同時拱起背！**

**超超超硬**

手肘根本無法靠攏……

# 讓肩胛骨活動自如

#伸展操27 ▼胸大肌伸展操

胸部會確實伸展開來，而且做完後呼吸變輕鬆了！

其實伸展到的是胸部更前端的地方，手簡直像是要被扯掉了一樣（笑）

總之就是很舒服，讓人想一做再做 !!

肩膀痠痛難受時，會不會忍不住想將做擴胸運動呢？

沒錯，只要擴胸，就會動到肩胛骨。倘若胸部活動起來不順暢，連帶肩胛骨的動作也會被拖累。

這裡提到的胸大肌，是指長在胸部前方的肌肉，日本某位健身狂搞笑藝人經常抖動的地方，就是胸大肌。而且胸大肌還和鎖骨以及手臂骨頭的肱骨相連接。

伸展的感覺不是很明顯的時候，請將手臂上下移動位置試試看。

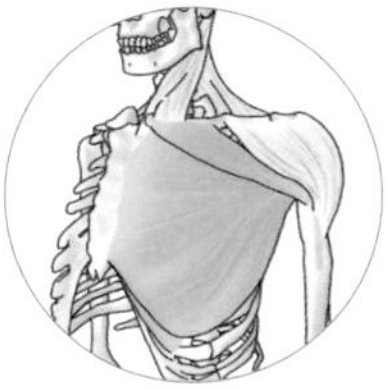

胸大肌

1 呈四足跪姿。維持這個姿勢將左手往側邊伸直。

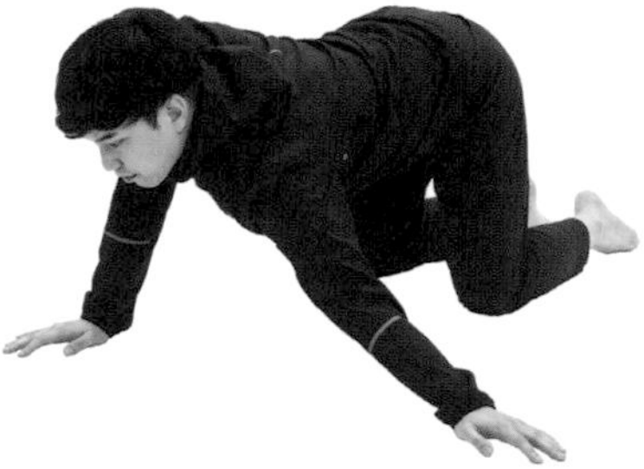

2 右肘貼地，將左肩往地板靠近的同時，一面使上半身朝右側扭轉過去。
感覺舒服痛時候停止動作！持續 30 秒。另一邊作法相同。

30 秒× 3 組

POINT

**將左肩往地板靠近的同時，一面使上半身朝右側扭轉！**

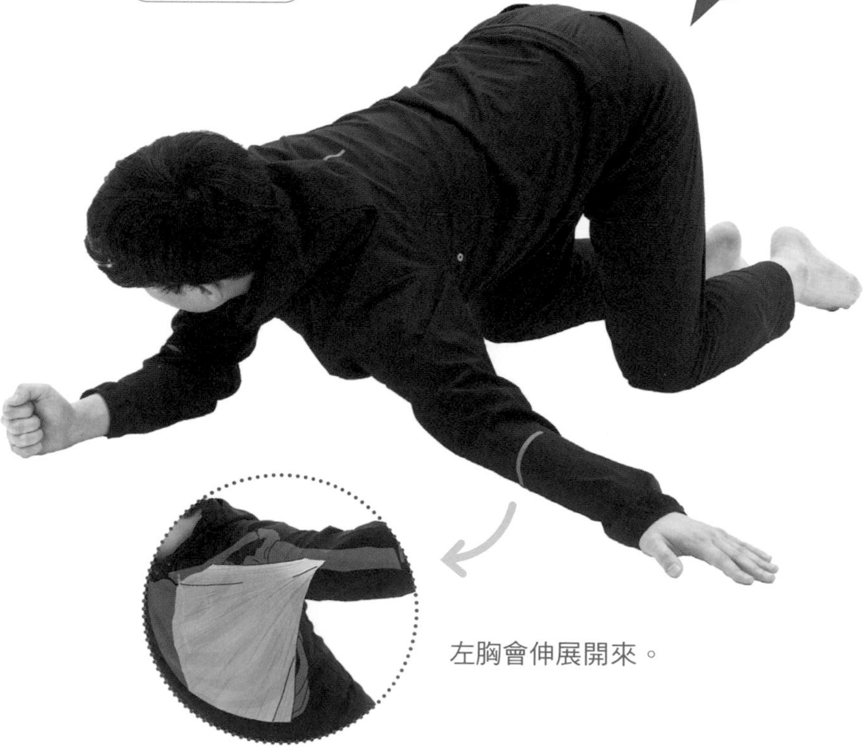

左胸會伸展開來。

立即見效的伸展操 02

短短 10 秒鐘就能輕鬆高舉雙手

# 完全解除肩膀的緊繃狀態

這個伸展操，只要短短 10 秒鐘就能輕鬆解除肩頸「用力」的情形。例如像是「感覺肩膀緊緊的」、「有點痠痛感」，肩頸會感到有某些不適或疼痛時，做這個伸展操會非常有效果。就連肩膀抬不太起來的人，也會變得很容易抬高。

1 跪坐或是坐在椅子上，也可以站著，將肩膀的力量放鬆，雙手自然下垂。

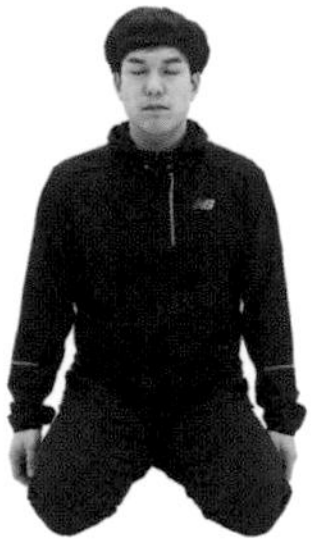

2 雙肩往耳朵靠近，使頸部縮起來。維持這個姿勢 10 秒。

10 秒

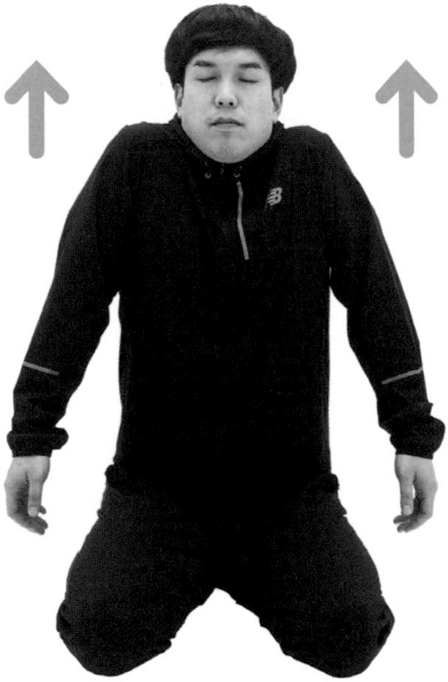

POINT

**肩膀瞬間放下時放鬆力氣，接下來肩膀會變得很容易抬高**

3 在第 10 秒要將肩膀瞬間放下。

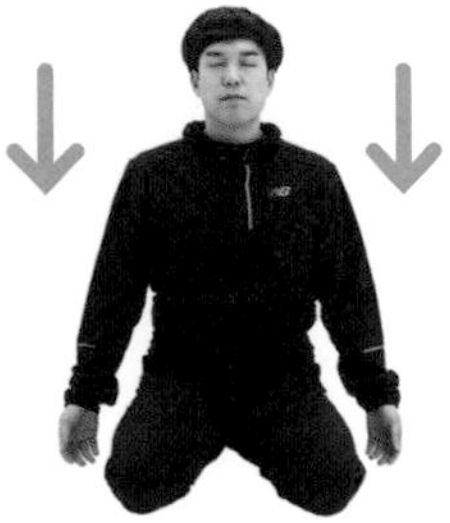

# PART 4

## 不同部位的伸展操

# 讓「足部關節」變柔軟！

## 理想的柔軟度，是手放在腰上，
## 腳跟貼地蹲得下來！

要想完全顯現伸展操的效果，依序進行最重要。
請按照大肌肉→小肌肉的順序做伸展操。

 「超硬」的人 ▶ 依序做伸展操 28 → 29 → 30

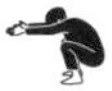 「超超硬」的人 ▶ 依序做伸展操 31 → 32 → 33

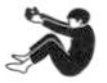 「超超超硬」的人 ▶ 依序做伸展操 34 → 35 → 36

**超** 硬

## 手放在頭上的話，才能腳跟貼地蹲下……

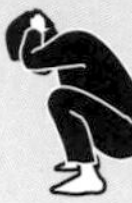

# 伸展小腿肚

**#伸展操28**▼比目魚肌伸展操

起初不容易察覺有伸展開來的感覺，但是一直做之後，會開始覺得肌肉被拉開來了。

第一次做的時候，腳都快要抽筋了（笑）。

小腿肚內側有種漸漸伸展開來的感覺。

比目魚肌為小腿肚的小腿三頭肌之一，算是位在腓腸肌深處的肌肉。由於是大小僅次於腓腸肌的肌肉，所以必須讓腳踝變柔軟，否則無法深入伸展。但是難就難在，位在深處的肌肉很不容易伸展開來。

感覺不太到肌肉有拉開來的時候，切記要先將位於表面的腓腸肌好好伸展開來，接著再來做比目魚肌的伸展操。

關於排腸肌的伸展操，將會在適合超超超硬人做的伸展操34、35、36為大家介紹。

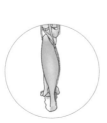

比目魚肌

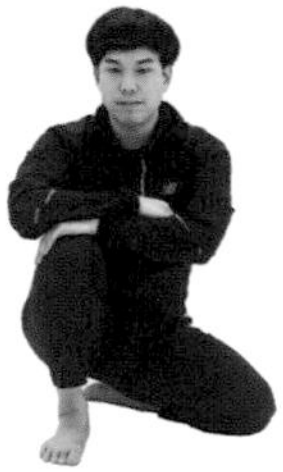

1 右膝彎曲，往前伸出後做出類似忍者的姿勢。

2 雙手放在右膝上，保持這個姿勢將體重落在前方。請注意腳跟不能離地。
感覺舒服痛時候停止動作！持續 30 秒。另一邊作法相同。

30 秒× 3 組

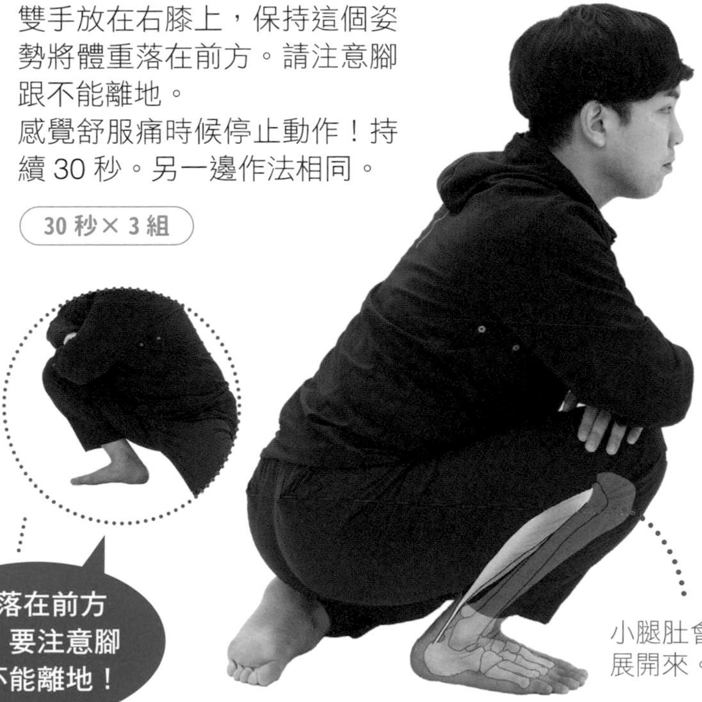
POINT
重落在前方時，要注意腳跟不能離地！
小腿肚會伸展開來。

強人所難時‥ 降低困難度

站著直接做

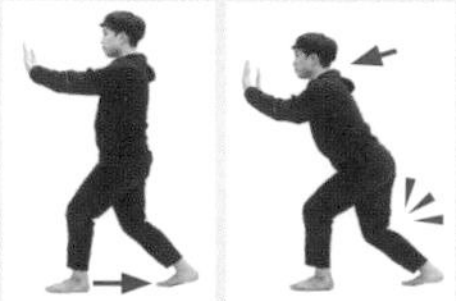

①雙手貼壁，再將右腳往後移動。
②右膝彎曲後將體重落在前方。腳跟離地也沒關係。

輕而易舉時… 提升困難度

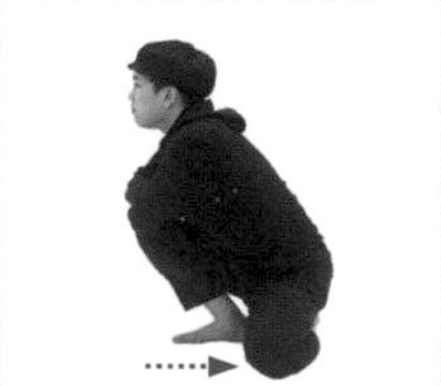

將右腳跟往臀部的方向靠近試試看。

超 硬

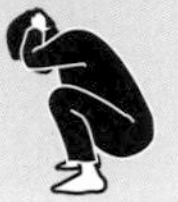

手放在頭上的話，才能腳跟貼地蹲下……

# 除去腳踝卡卡的感覺

#伸展操29▼脛前肌伸展操

腳踝前方伸展之後，感覺真的很舒服。

腳踝前側的部分，過去從來不太會去做伸展！

做完後腳踝真的變輕鬆了！似乎對水腫也很有效。

事實上這個地方才是最關鍵的所在。蹲下時如果腳踝前方會感覺「卡卡的」，代表脛前肌很僵硬。

去除這種卡卡的感覺，才是讓蹲下來的動作更輕鬆的秘訣之一。常見的腳踝伸展操，大多都是伸展後側的部分，其實前側也得好好伸展開來才行。

猛然伸展後會劇烈疼痛的話，參考降降低困難度的作法，先加以按摩放鬆後，再來解決僵硬度的問題。

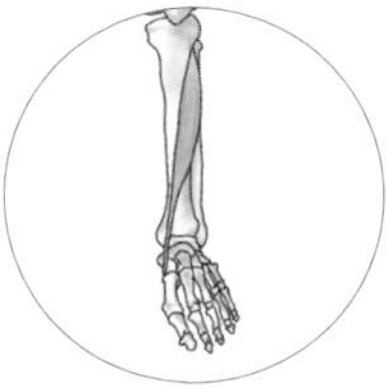

脛前肌

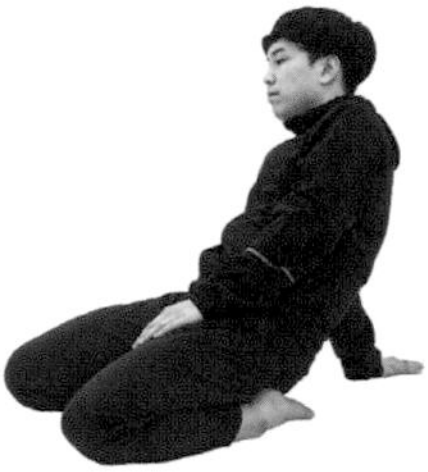

1 跪坐後右手於後方貼地。

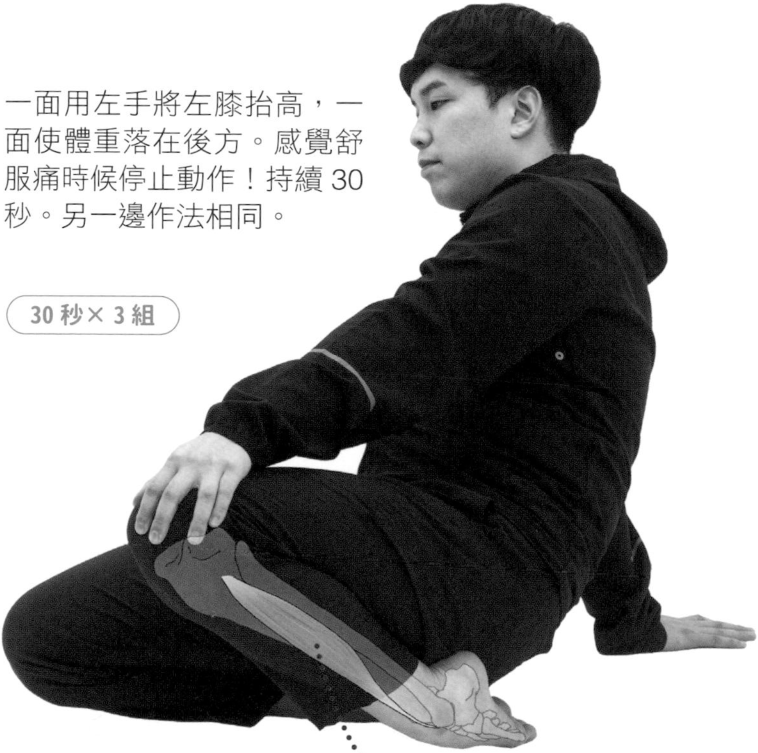

2 一面用左手將左膝抬高，一面使體重落在後方。感覺舒服痛時候停止動作！持續 30 秒。另一邊作法相同。

30 秒× 3 組

從左小腿前方至腳踝前方會伸展開來。

**強人所難時‥ 降低困難度**

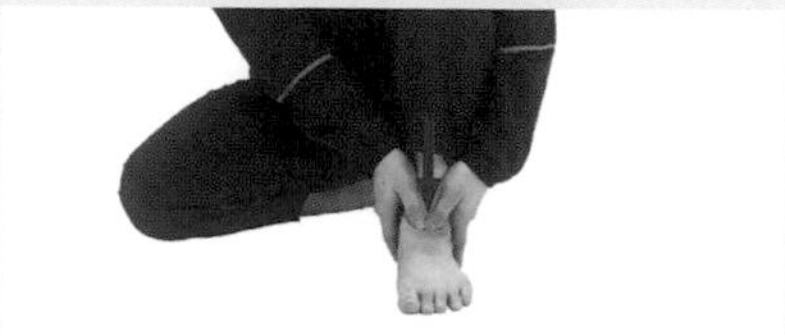

不做伸展操，改用按摩的方式。由上往下按摩腳踝前方，加以放鬆。

**超** **硬**

手放在頭上的話，才能腳跟貼地蹲下……

# 伸展腳底

**#伸展操30** ▼足底筋膜伸展操

平常不會留意到，但可以明顯感覺腳底其實變僵硬的 !!

走很多路感覺很累時，做一做這個伸展操，就會變得輕鬆許多。

感覺腳底變輕快了！

意想不到的是，腳底其實也很重要。大家在走了很多路之後，是否曾經遇過小腿肚腫脹，然後連腳底也變得很緊繃的經驗呢？

事實上這個足底筋膜橫跨腳踝，與小腿肚的小腿三頭肌相連接。切記二方面都要好好伸展增加柔軟度。

腳底除了足底筋膜之外，還存在好幾個橫跨腳踝的肌肉。這部分的肌肉僵硬的話，會對腳踝造成影響，使腳踝變僵硬，所以必須好好好地伸展開來。

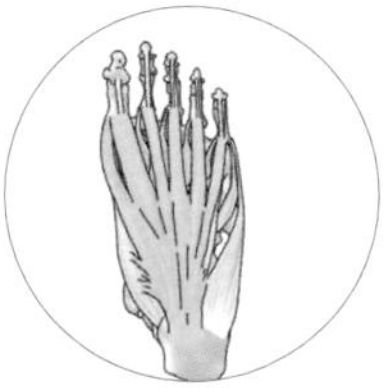

足底筋膜

## 1

呈四足跪姿後雙腿的腳趾立起。

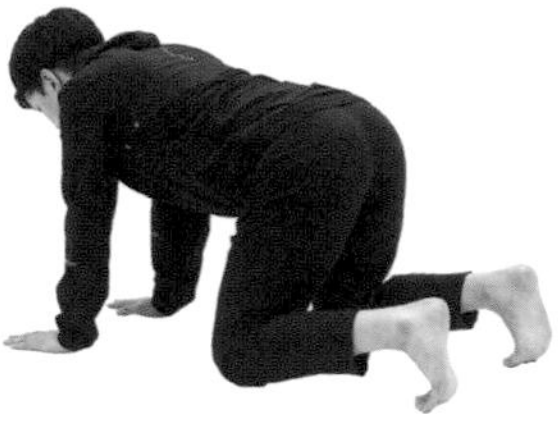

## 2

起身後保持腳趾立起的姿勢變成跪坐。感覺舒服痛時候停止動作！持續 30 秒。

30 秒 × 3 組

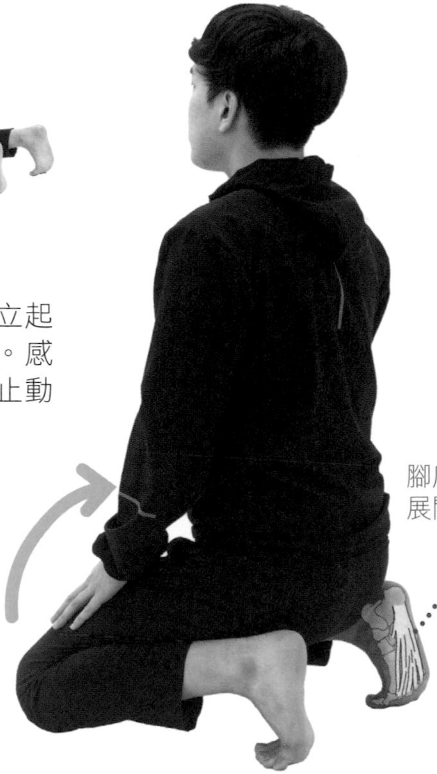

腳底會伸展開來。

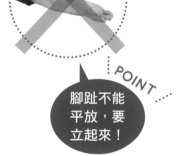

**強人所難時‥ 降低困難度**

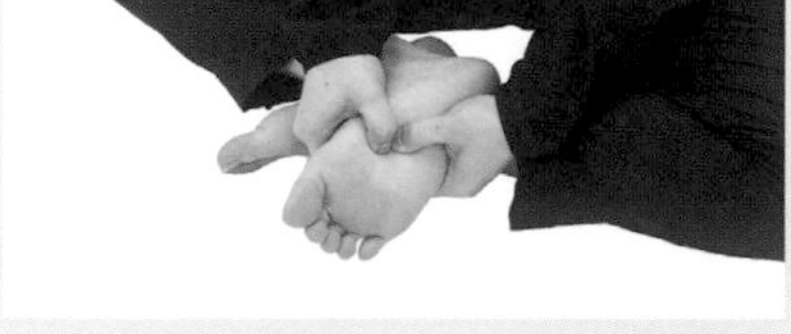

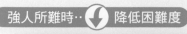

不做伸展操，改用按摩的方式。用雙手的大拇指接連用力按壓腳底正中央一帶，加以放鬆。

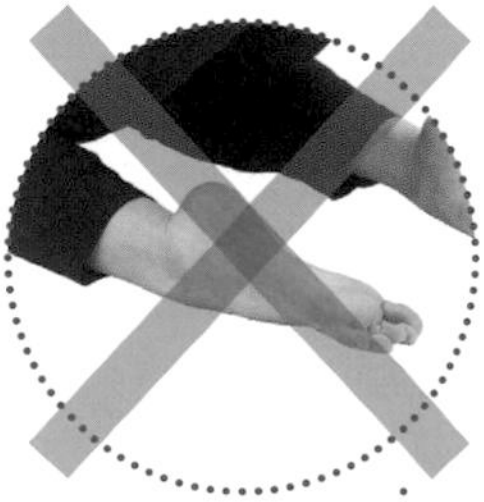

POINT

**腳趾不能平放，要立起來！**

超超硬

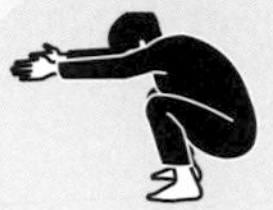

先做出向前看齊的姿勢後，才能腳跟貼地蹲下……

# 輕壓腳跟，改善重心失衡的問題

#伸展操31▼放鬆腳跟

以前沒壓都不知道會這樣，真不敢相信會發出嘎吱嘎吱聲，就連自己也嚇了一大跳。

這個伸展操做起來就是很舒服！

原來舒服痛就是指這個！！因為雙腿會變得很輕鬆，所以傍晚在上班的地方也會做這個伸展操。

適合超超硬的人做的並不是伸展操，而要以放鬆為主。

蹲下時腳心會不穩的人，多數腳跟都很僵硬。天生就是扁平足的人，也要事先檢查一下比較妥當。

每個人站立時，重心的位置都不相同，如果重心偏向內側，代表腳跟變硬了。位在這個地方的屈足拇長肌及外展足拇肌屬於小肌肉，橫跨腳踝，因此會對腳踝的僵硬度造成影響。

扁平足或是走路內八的人，重心通常落在內側，所以只要一按壓肯定會十分疼痛。

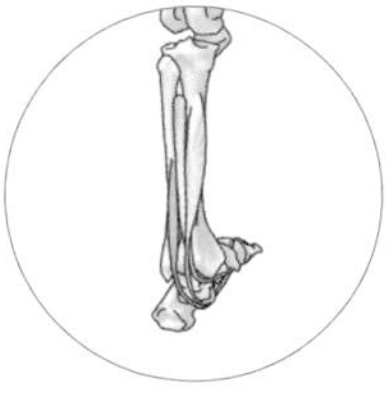

屈足拇長肌

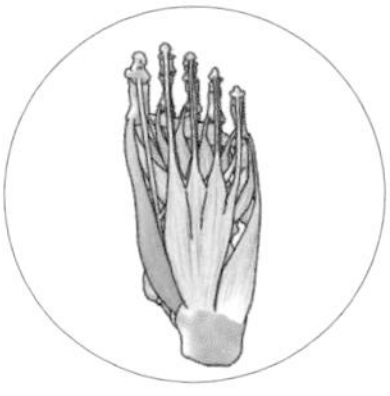

外展足拇肌

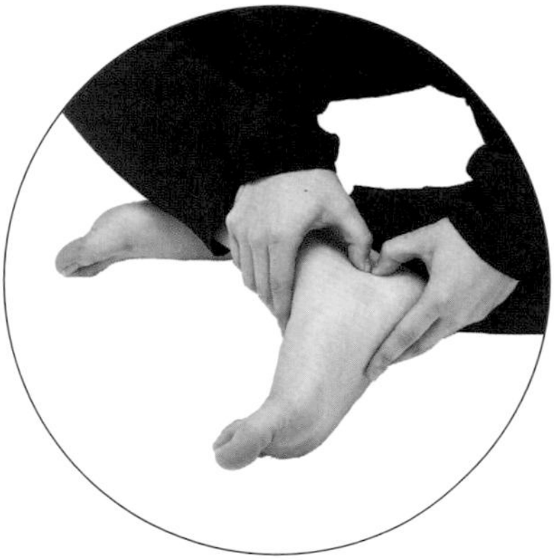

**1**　用雙手大拇指觸碰內踝至腳跟正中央一帶。

**2**　將大拇指往深處壓下去按摩。感覺舒服痛時候停止動作！持續30秒。另一邊作法相同。

**30秒×3組**

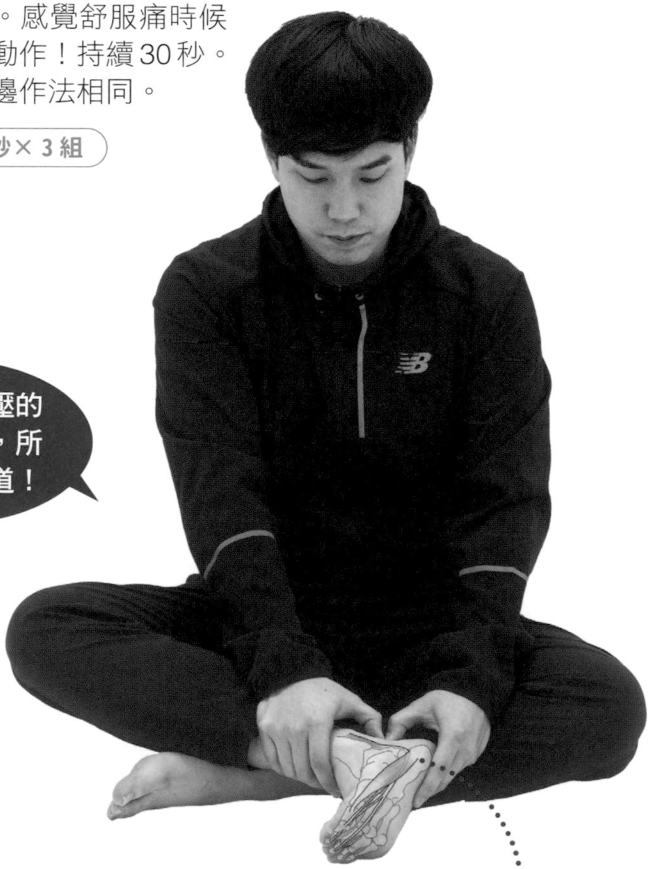

POINT

**太過用力按壓的話肌肉會痛，所以要留意力道！**

腳跟會鬆弛開來。

超超硬

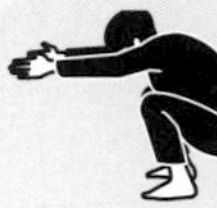

先做出向前看齊的姿勢後，才能腳跟貼地蹲下……

# 消除小腿肚的僵硬與腫脹

#伸展操32 ▼放鬆小腿肚中心部位

做起來簡單又很舒服，所以閒閒沒事宅在家裡時，不自覺就會做起這個伸展操。

做起來很舒服，不過太用力還是會攣痛的。第一次做的人要多加留意。

體重偏重的人，自己就能利用腳的重量深入相當深層的部位。

小腿肚僵硬還有腫脹狀態很難消除時，最好從小腿肚的中心部位開始放鬆。

此處是肌肉層層疊疊的地方，縱使有好好做伸展操，有時還是會意外地變僵硬。

這個伸展操利用腳的重量，故躺著就能做，所以就算提不起勁的時候，也不必逼自己打起精神來做。適合想要偷懶時進行。

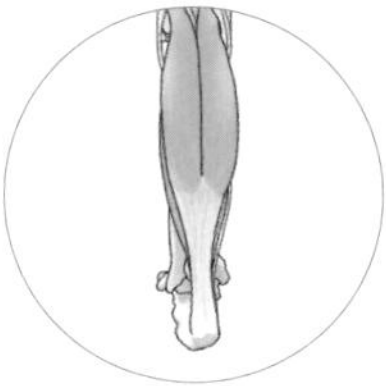

小腿三頭肌

1 仰躺下來後雙膝立起。

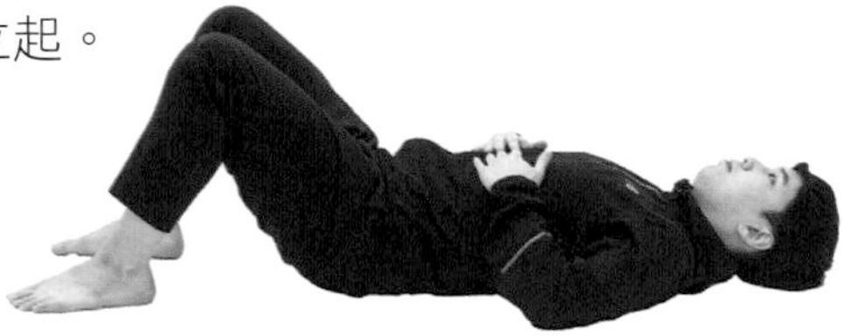

2 將右腳小腿肚的正中央放在左膝上，保持這個動作將右腳上下左右動一動。感覺舒服痛時候停止動作！持續 30 秒。另一邊作法相同。

30 秒× 3 組

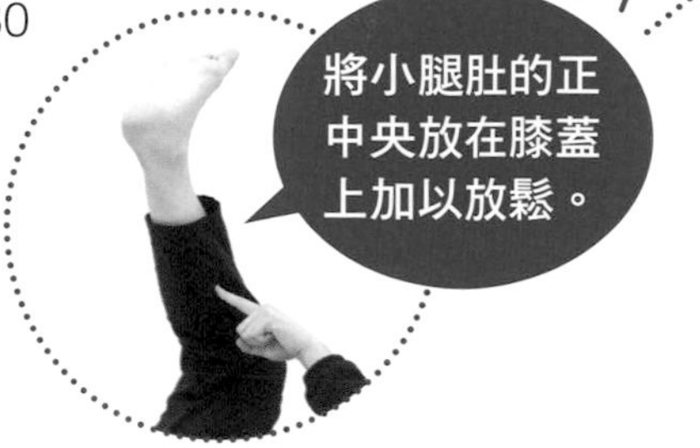
POINT 1
將小腿肚的正中央放在膝蓋上加以放鬆。

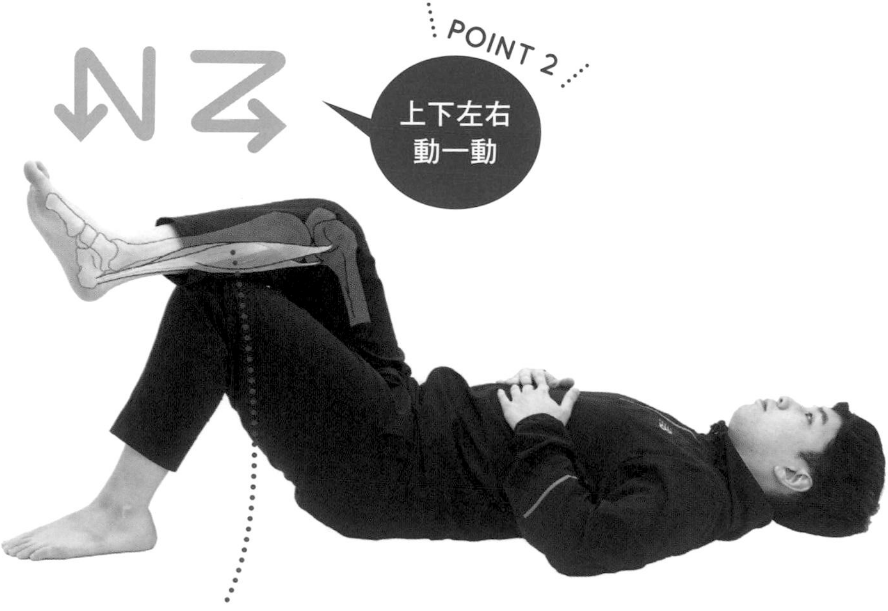
POINT 2
上下左右動一動
小腿肚會放鬆開來。

超超硬

先做出向前看齊的姿勢後，才能腳跟貼地蹲下……

# 改善腳踝周圍的血液循環

## #伸展操33▼放鬆小腿肚側邊

舒服地壓迫到小腿肚，就好像有人在幫自己按摩一樣。

感覺血液循環到整個小腿肚，舒服極了！

腳踝真的硬梆梆，所以起初要將腳踝上下活動時，簡單難如登天……

小腿肚的側邊有所謂肌間中隔的溝槽，這裡是肌肉與肌肉的分界線，存在許多小血管。

利用伸展操33擴展肌間中隔的同時，也會活動到肌肉，可改善腳踝周圍的血液循環。

循環不良之下，水腫以及雙腿虛寒將隨之而來，使肌肉活動變差，因此要好好地加以放鬆才行。

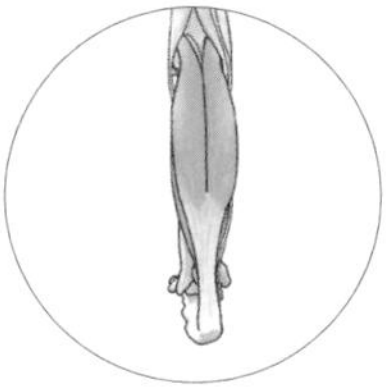

小腿三頭肌

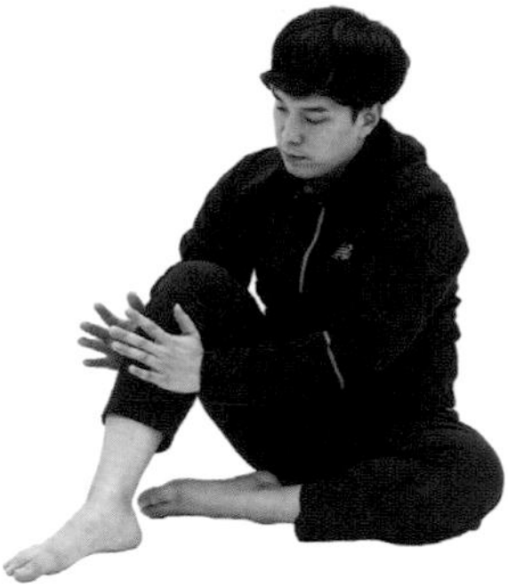

1 右膝立起後坐下來，將雙手手掌的根部放在右腳小腿肚的側邊。

2 手掌用力壓下去，維持這個姿勢將腳尖上下活動一下。感覺舒服痛時候停止動作！持續 30 秒。
另一邊作法相同。

30 秒× 3 組

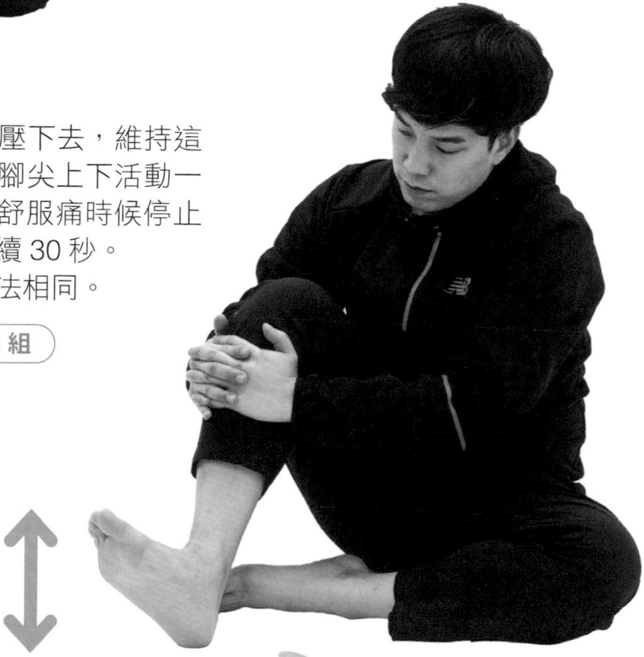

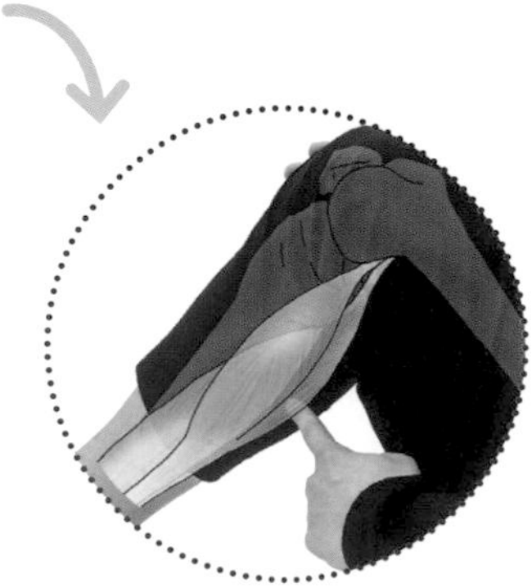

小腿肚會放鬆開來。

強人所難時‥ 降低困難度

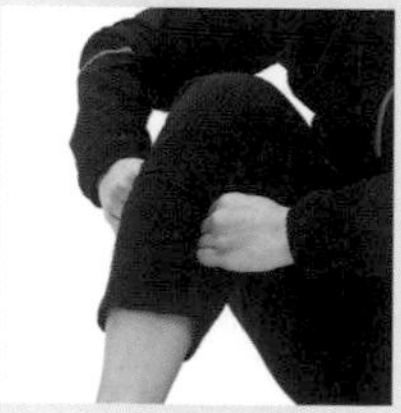

雙手握拳，將拳頭放在小腿肚的側邊。拳頭比手掌硬，可以更輕鬆地深入到肌肉底層。

超超超硬

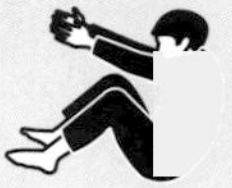

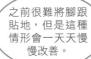

只要腳跟貼地，就無法蹲下……

# 伸展連接腳踝最大塊的肌肉

#伸展操34 ▼ 腓腸肌伸展操

之前很難將腳跟貼地，但是這種情形會一天天慢慢改善。

連續好幾天都很疲勞時，做做這個伸展操雙腿就會變得很輕鬆。

腳跟貼地時，會感覺到小腿肚用力伸展開來了！

超超超硬的人，須徹底伸展大塊肌肉。

小腿三頭肌是連接腳踝最大塊的肌肉。走路時、爬樓梯時、保持站立姿勢都會使用到小腿三頭肌，因此疲勞容易累積，常常使肌肉變得非常僵硬。

小腿三頭肌共分成二塊肌肉，位於表面的是腓腸肌，位於深處的稱作比目魚肌。

只要膝蓋一彎曲，小腿三頭肌便不容易伸展，所以膝蓋要確實打直。

很難使腳跟貼地的人，只要將腳跟靠近地板就行了。

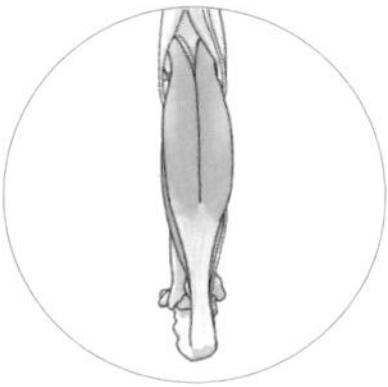

小腿三頭肌

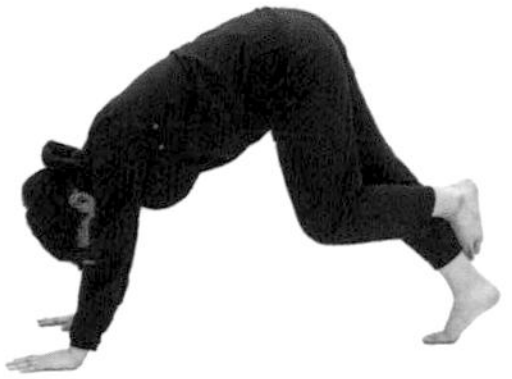

1 從四足跪姿將膝蓋離地，身體呈現三角形。在這個狀態下將左腳放在右腳上。

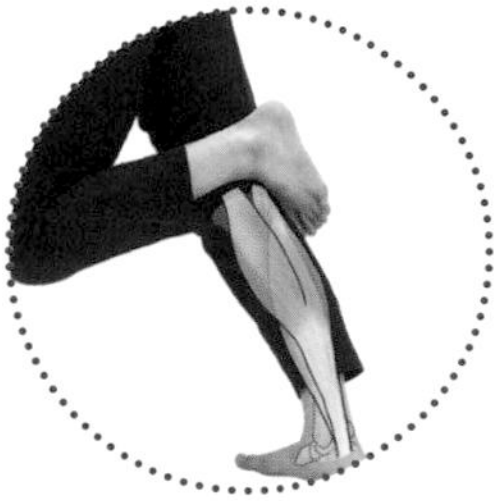

2 將右腳跟逐步往地板靠近。感覺舒服痛時候停止動作！並要持續 30 秒。
另一邊作法相同。

30 秒× 3 組

小腿肚會伸展開來。

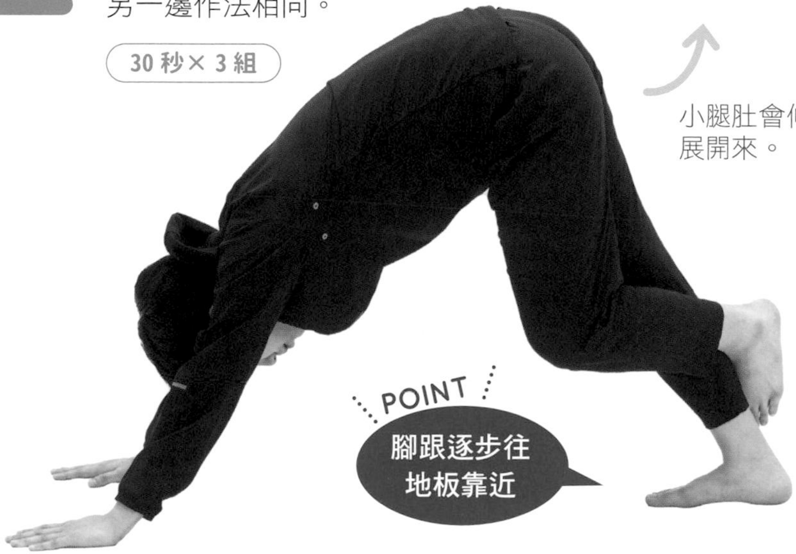


**強人所難時‥降低困難度**

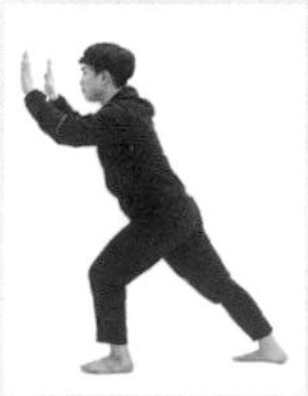

站著做做看。
①雙手貼壁後，將右腳往後移動。
②右膝打直，腳尖朝向正前方並將體重落在前方。膝蓋有打直的話，腳跟離地也沒關係。感覺舒服痛時候停止動作！並要持續 30 秒。另一邊作法相同。

**輕而易舉時…提升困難度**

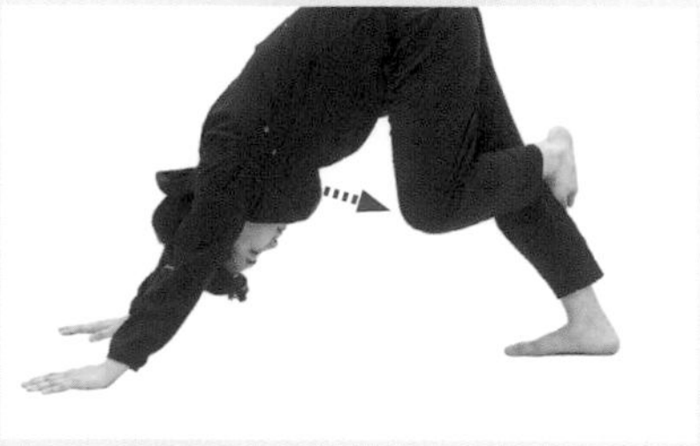

將胸部往腳慢慢靠近。

超超超硬

只要腳跟貼地，就無法蹲下……

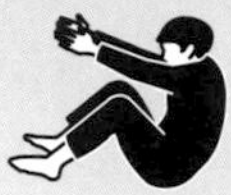

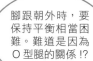

# 改善膝內翻、O型腿、虛寒與水腫

#伸展操35▼腓腸肌內側頭伸展操

腳跟朝外時，要保持平衡相當困難。難道是因為O型腿的關係!?

起初很難完成動作，但是上手後做起來真的很舒服。

我本身體質虛寒，但做完後，連腳尖也熱起來了！

腓腸肌是很大塊的肌肉，分成內側與外側。做這個伸展操，主要會讓內側的內側頭伸展開來。

腓腸肌內側頭常會因為膝內翻或O型腿這類的姿勢而變得僵硬。

而且在腓腸肌內側頭的附近存在靜脈，因此有時會讓腳踝周圍發生水腫現象。

體質虛寒或是會水腫的人，應該要好好維持腓腸肌內側頭的柔軟度。

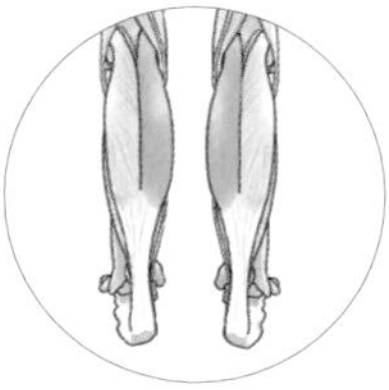

小腿三頭肌（腓腸肌內側頭）

## 1

從四足跪姿將膝蓋離地，身體呈現三角形。在這個狀態下將左腳放在右腳上。（到此為止都與伸展操 34 相同）

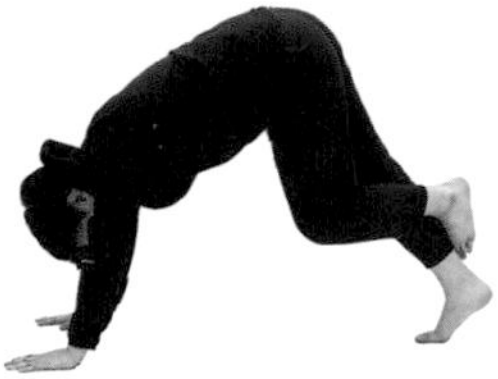

## 2

將右腳跟「往外」移動 1 個拳頭的距離。維持這個姿勢使腳跟逐步往地板靠近。感覺舒服痛時候停止動作！並要持續 30 秒。另一邊作法相同。

30 秒× 3 組

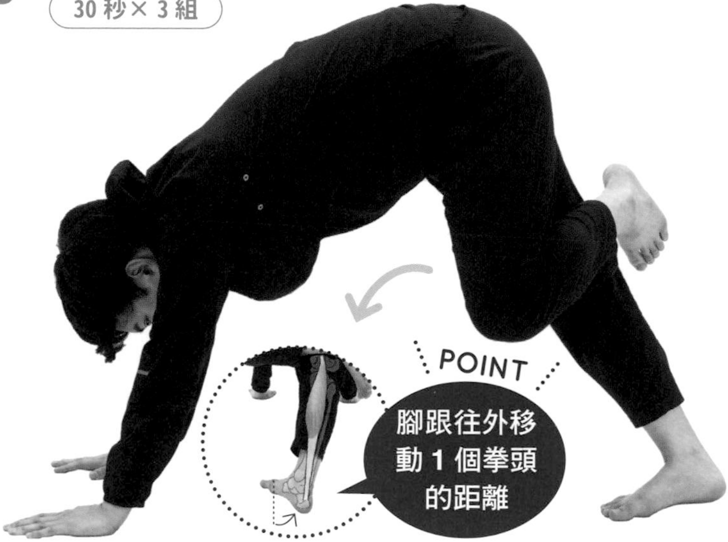


小腿肚的內側會伸展開來。

**強人所難時‥ 降低困難度**

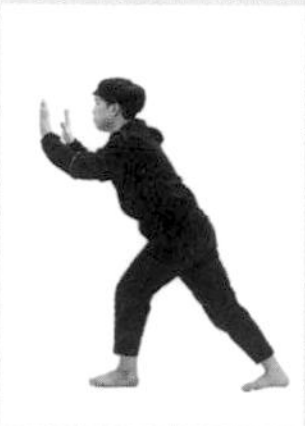

站著做做看。
①面向牆壁雙手貼壁後，將右腳往後移動。
②右膝打直，腳跟往外移動 1 個拳頭的距離，使體重落在前方。腳跟離地也沒關係。感覺舒服痛時候停止動作！並要持續 30 秒。另一邊作法相同。

**輕而易舉時… 提升困難度**

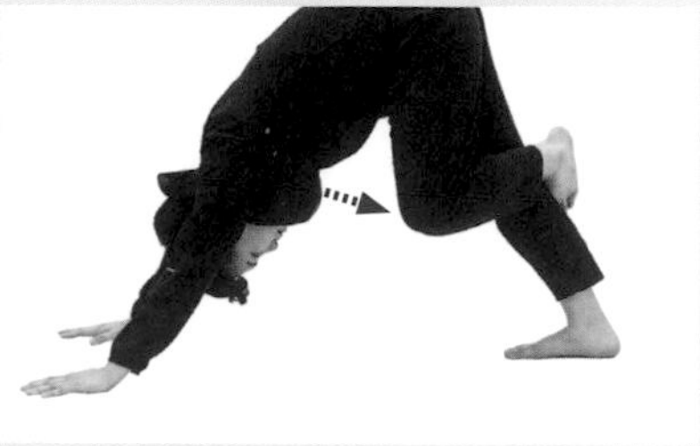

將胸部往腳慢慢靠近。

超超超硬

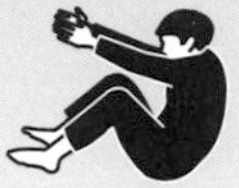

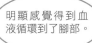

只要腳跟貼地，就無法蹲下……

# 放鬆膝外翻、X型腿的肌肉僵硬

#伸展操36 ▼腓腸肌外側頭伸展操

以我自己為例，比起腳跟朝外的伸展操 35，這個腳跟朝內的伸展操做起來更簡單。

明顯感覺得到血液循環到了腳部。

小腿肚完全伸展開來，真的好輕鬆。

這個伸展操是針對位於外側的腓腸肌外側頭進行伸展。外側頭常會因為膝外翻、X型腿這些姿勢，而變得僵硬。

有前脛骨症候群（因為跑步過度造成的小腿慢性疼痛）或是會習慣性扭傷時，多數都是這個部位很僵硬的關係，所以符合上述情形的人，應該好好地做做伸展操。

雙手覺得吃力的時候，可以改成站著做（↓降低困難度）。這是為了讓身體在不用太出力的狀態下，還是能夠充分伸展肌肉。

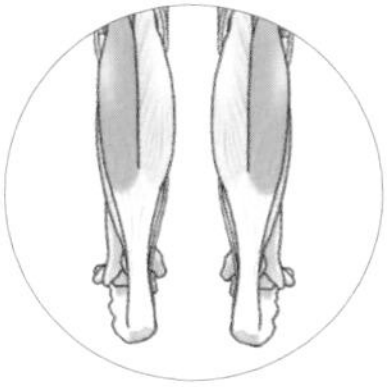

小腿三頭肌（腓腸肌外側頭）

1 從四足跪姿將膝蓋離地，身體呈現三角形。在這個狀態下將左腳放在右腳上。（到此為止都與伸展操 34、35 相同）

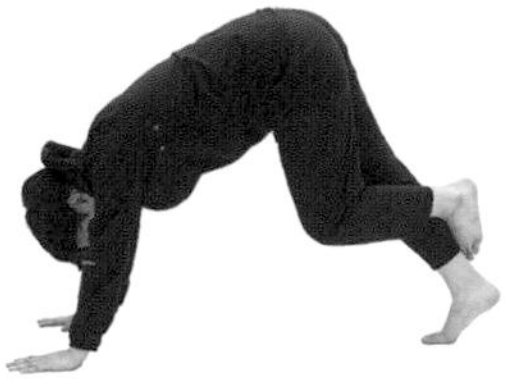

2 將右腳跟「往內」移動 1 個拳頭的距離。維持這個姿勢使腳跟逐步往地板靠近。感覺舒服痛時候停止動作！並要持續 30 秒。另一邊作法相同。

30 秒× 3 組

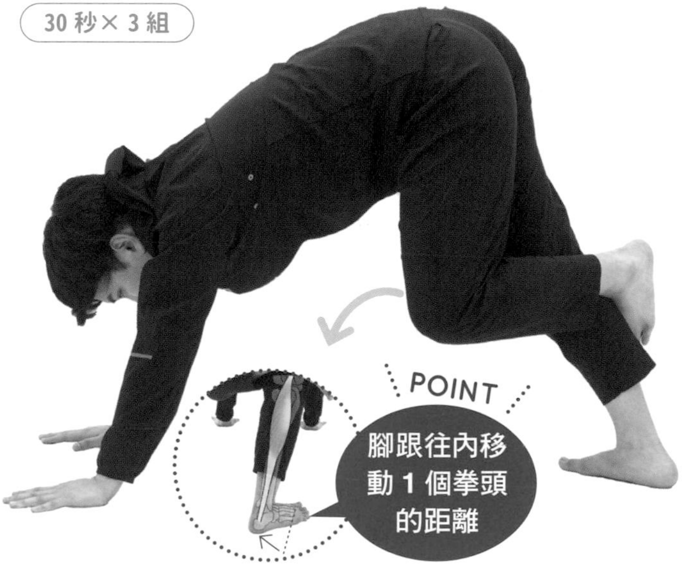


小腿肚的外側會伸展開來。

**強人所難時‥ 降低困難度**

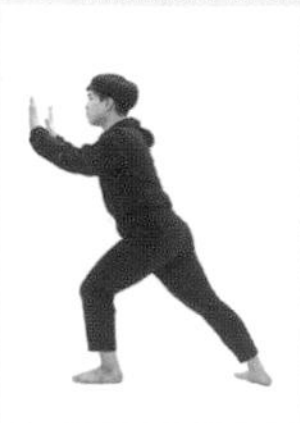

站著做做看。
①站著雙手貼壁。將右腳往後移動。
②右膝打直，腳跟往內移動 1 個拳頭的距離，使體重落在前方。腳跟離地也沒關係。感覺舒服痛時候停止動作！並要持續 30 秒。另一邊作法相同。

**輕而易舉時… 提升困難度**

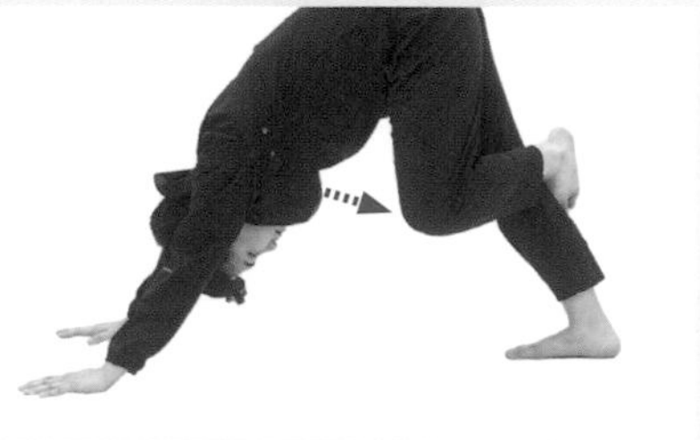

將胸部往腳慢慢靠近。

立即見效的伸展操 03

短短 10 秒蹲下的感覺就會變得很不一樣

# 徹底放鬆小腿肚

可有效放鬆小腿肚的肌肉，消除水腫現象。還能確實改善硬梆梆的腳踝，因此蹲下的姿勢會變得很輕鬆。運動疲勞、長時間站著工作或是坐辦公桌工作等，導致小腿肚腫脹不堪時，推薦大家來做做看。

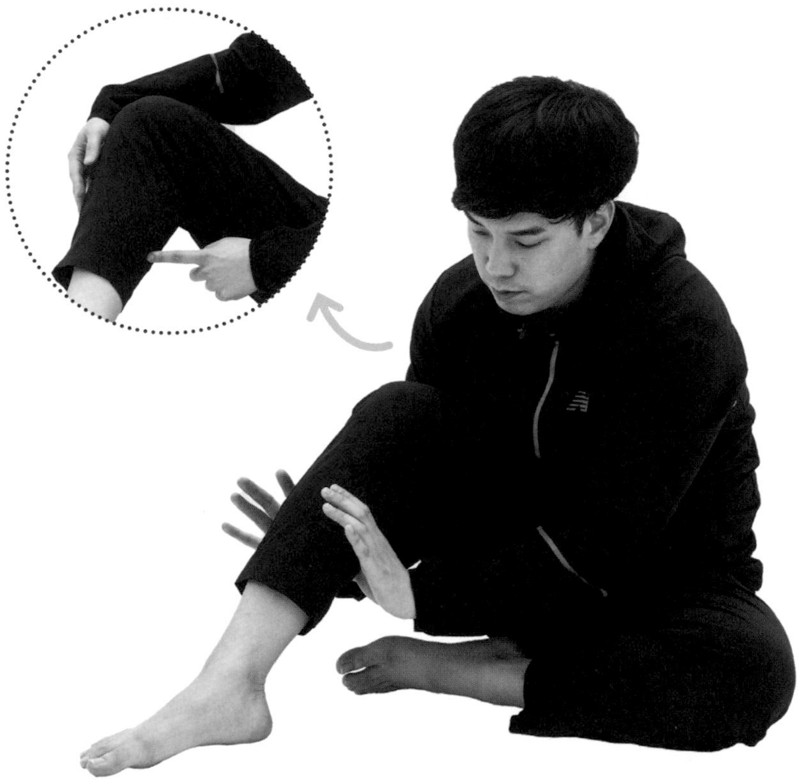

單膝立起後坐下來。
將雙手的大拇指用力往小腿肚正中央壓下去，朝深處按摩加以放鬆。另一邊作法相同。

10 秒

# PART 5

## 完成你不敢妄想姿勢

# 無痛實現一字馬劈腿

伸展操若能持之以恆，請大家每隔 2 ～ 3 週要做做看「硬度 CHECK」（第 13 ～ 21 頁）。

就算你一開始是「超超超硬」的人，相信你會發現自己逐漸進階，在 2 ～ 3 週之後會變成「超超硬」的等級，再過 2 ～ 3 週以後將變成「超硬」的等級。

這樣一來，雙腿完全打開的夢想就近在眼前了！

終極目標

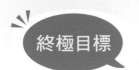

# 雙腿完全打開！

## 等到雙腿能夠打開
## 超過 150 度就算達成目標！

持續做 30 秒伸展操之後，
哪怕是超超超硬的人也能夠劈腿！！
接著血液循環改善、變得不容易受傷、
腰痛及肩膀痠痛消失了……，
對身體好處多多！！

### 雙腿完全打開的優點

腰痛、肩膀痠痛，通常是受到坐辦公桌工作時的姿勢影響相當大。絕大多數的案例，都是因為髖關節僵硬，導致姿勢變差，最後才會演變成腰痛、肩膀痠痛。雙腿要完全打開，必須使骨盆確實立起，而且髖關節要往前彎曲，才能做到這等境界，也代表髖關節有有持在柔軟的狀態。換句話說，雙腿完全打開還有助於預防腰痛及肩膀痠痛。

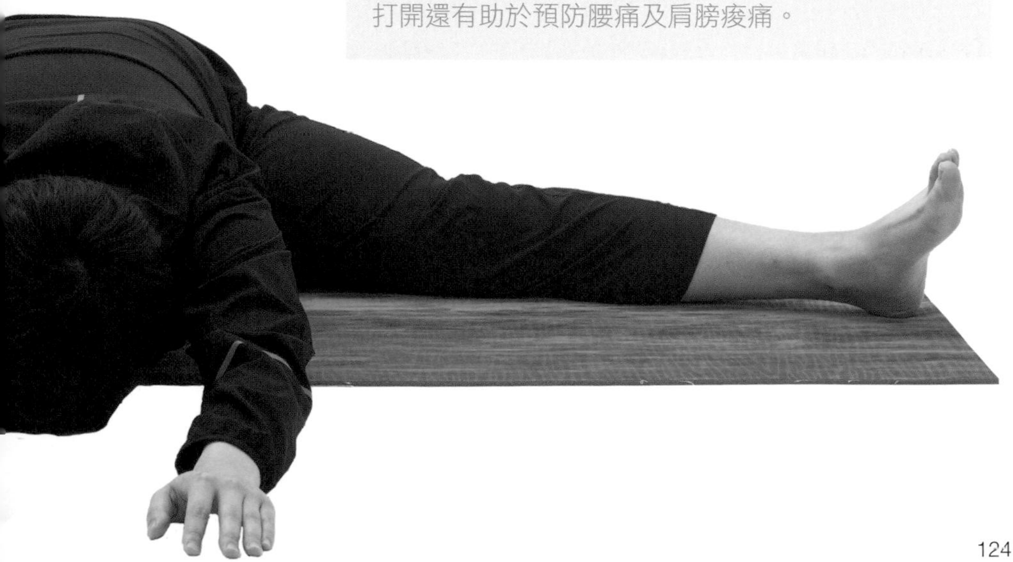

# 雙腿完全打開的秘訣

## 多久才能達成目標

以每天持續做伸展操這項條件為前提，雖然效果會因人而異，但是莫約 2 ～ 3 週之後，就能做到將雙腿完全打開了。接下來，大概在 4 ～ 6 週左右，柔軟度才會逐漸穩定下來（停做伸展操也不會變回原來的僵硬度）。

## 注意事項

有的人不管做再久的伸展操，還是無法將雙腿打開 180 度。這時候問題並非出在柔軟度，而是因為天生骨盆形狀的關係。尤其是男性，很多人印象中都認為他們很難將雙腿完全打開。不過就算沒辦法將雙腿打開 180 度，無論什麼人都可以做到身體完全貼地的境界。當雙腿能夠打開 150 ～ 160 度，就算達成目標了！

## 可供參考的僵硬度等級

等到能夠輕鬆完成本書介紹的髖關節伸展操「超硬」等級，就能將身體完全貼地了

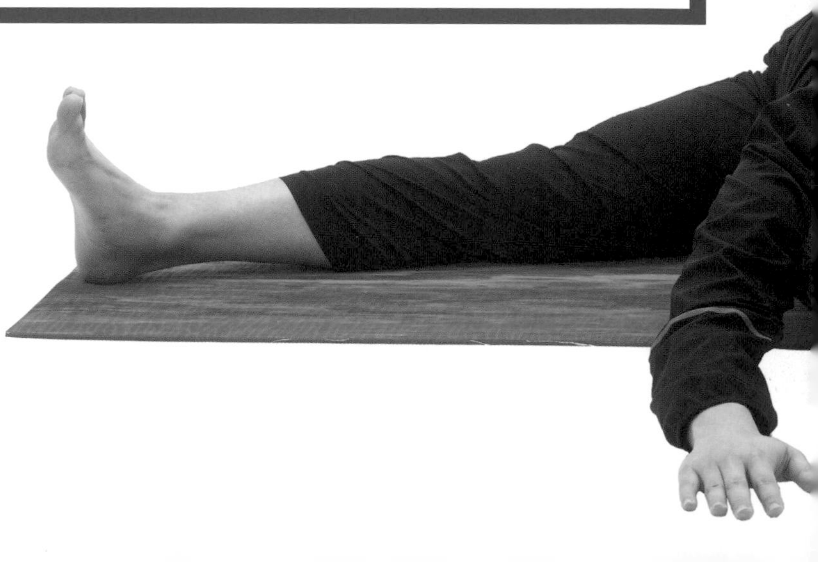

終極目標

# 雙手於背後合十

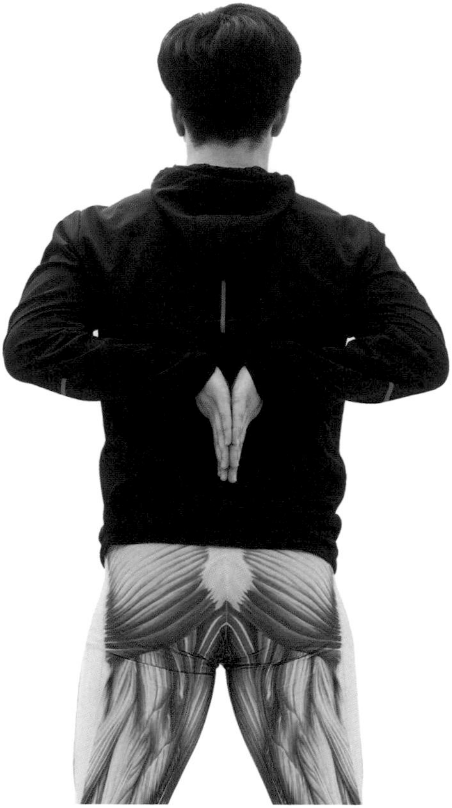

## 做到這個動作，姿勢也會變好！

身上有肌肉的男性，尤其對駝背的人來說，這個姿勢相當困難。當後背肌肉處於完全伸展的狀態固定不動的話，就無法使胸部打開，因此根本無法將手繞到背後。如果能夠完成這個動作，代表肩膀、肩胛骨、後背已經變得十分柔軟了，相信姿勢也會有所改善。

終極目標

# 雙手交握蹲下來

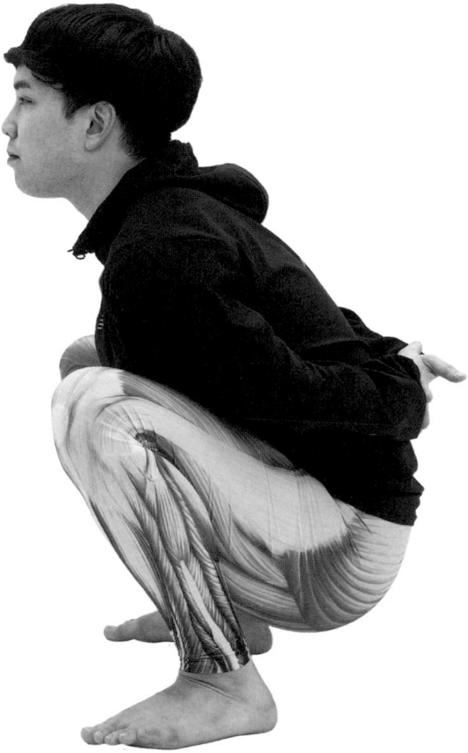

## 預防膝痛、腰痛
## 以及跌倒的重要姿勢！！

腳踝僵硬的話，蹲下時重心會落在後方，因而無法順利蹲下來。當腳踝變柔軟後，重心才能往前移動，因此就算雙手在背後交握也能輕鬆蹲下來。腳踝僵硬會連帶導致上方的膝蓋及腰部疼痛。為了避免跌倒及受傷，這個姿勢也是相當重要。

國家圖書館出版品預行編目 (CIP) 資料

只要 30 秒，超、超、超僵硬的身體都能放鬆：日本知名物理治療師的神奇伸展操 /OGATORE( オガトレ ) 著；蔡麗蓉譯 . -- 初版 . -- 新北市：幸福文化出版社出版：遠足文化事業股份有限公司發行，2021.09
面； 公分
譯自：オガトレの超・超・超かたい体が柔らかくなる 30 秒ストレッチ
ISBN 978-986-5536-91-6( 平裝 )

1. 運動健康 2. 放鬆運動 3. 健身操

411.711 110013403

# 只要 30 秒，超、超、超僵硬的身體都能放鬆
## 日本知名物理治療師的神奇伸展操

オガトレの 超・超・超かたい体が柔らかくなる３０秒ストレッチ

作　　者：OGATORE（オガトレ）
譯　　者：蔡麗蓉
責任編輯：高佩琳、林麗文
封面設計：張天薪
內頁排版：王氏研創藝術有限公司

總 編 輯：林麗文
副 總 編：梁淑玲、黃佳燕
主　　編：高佩琳、賴秉薇、蕭歆儀
行銷總監：祝子慧
行銷企劃：林彥伶、朱妍靜

社　　長：郭重興
發 行 人：曾大福
出　　版：幸福文化／遠足文化事業股份有限公司
地　　址：231 新北市新店區民權路 108-1 號 8 樓
網　　址：https://www.facebook.com/happinessbookrep/
電　　話：（02）2218-1417
傳　　真：（02）2218-8057

發　　行：遠足文化事業股份有限公司
地　　址：231 新北市新店區民權路 108-2 號 9 樓
電　　話：（02）2218-1417
傳　　真：（02）2218-1142
電　　郵：service@bookrep.com.tw
郵撥帳號：19504465
客服電話：0800-221-029
網　　址：www.bookrep.com.tw

法律顧問：華洋法律事務所 蘇文生律師
印　　刷：通南印刷股份有限公司

初版一刷：2021 年 9 月
初版三刷：2023 年 5 月
定　　價：360 元